彩色多普勒技术（CDFI）辅导教材

（第二版）

主编　张缙熙　姜玉新

编者　（按姓氏笔画为序）
　　　冯麟增　（中国人民解放军305医院）
　　　李建国　（北京大学第二临床医学院　人民医院）
　　　张　武　（北京大学医学部第三医院）
　　　张缙熙　（中国医学科学院北京协和医院）
　　　陈敏华　（北京大学临床肿瘤学院　北京肿瘤医院）
　　　姜玉新　（中国医学科学院北京协和医院）
　　　袁光华　（中国医学科学院基础医学研究所）
　　　程克正　（中国医学科学院阜外心血管医院）
　　　董宝玮　（中国人民解放军总医院）
　　　简文豪　（中国人民解放军北京军区总医院）

策划　杨　琳　（中华医学会继续教育部）

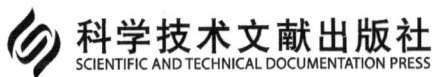

科学技术文献出版社
SCIENTIFIC AND TECHNICAL DOCUMENTATION PRESS

·北京·

图书在版编目（CIP）数据

彩色多普勒技术CDFI考试大纲辅导教材/张缙熙，姜玉新主编. —2版. —北京：科学技术文献出版社，2004.05（2021.4重印）
ISBN 978-7-5023-3456-7

Ⅰ.①彩… Ⅱ.①张… ②姜… Ⅲ.①多普勒诊断仪—超声波诊断—医师—资格考核—自学参考资料 Ⅳ.① R445.1

中国版本图书馆 CIP 数据核字（2004）第 024113 号

彩色多普勒技术CDFI考试大纲辅导教材（第二版）

策划编辑：刘新荣　　责任编辑：刘新荣　　责任校对：张吲哚　　责任出版：张志平

出　版　者	科学技术文献出版社
地　　　址	北京市复兴路15号　邮编 100038
编　务　部	（010）5888293，58882087（传真）
发　行　部	（010）58882868，58882870（传真）
邮　购　部	（010）58882873
官方网址	www.stdp.com.cn
发　行　者	科学技术文献出版社发行　全国各地新华书店经销
印　刷　者	北京虎彩文化传播有限公司
版　　　次	2004年5月第2版　2021年4月第10次印刷
开　　　本	787×1092　1/16
字　　　数	280千
印　　　张	12.5
书　　　号	ISBN 978-7-5023-3456-7
定　　　价	38.00元

版权所有　违法必究

购买本社图书，凡字迹不清、缺页、倒页、脱页者，本社发行部负责调换

第二版

前　言

《彩色多普勒技术(CDFI)辅导教材》(简称《辅导教材》),自1999年出版至今已经历了5年。先后共发行了18 000册,参加上岗考试的超声医师、技师共17 882人。实践证明,《辅导教材》的内容及定位基本符合实际需要。这不仅是一项具有历史意义的专业培训,也是一项伟大的系统工程;有14 490人获得了上岗执业的资格,对超声事业的发展起到了积极的推动作用。

当时由于《辅导教材》(第一版)的编写、出版时间十分仓促,存在着一些不足和缺憾。《辅导教材》(第二版)在保持第一版的简明扼要、重点突出的基础上,对《彩色多普勒技术考试大纲》进行了修改,并对各章节内容做了修订、补充和完善;由第一版的19章系统归纳为18章。第一～四章为超声物理基础,第五、六章为专业基础,是必须掌握的基础知识,只有在此基础上,才能将超声仪器调节到最佳状态,才能知道仪器出现故障及图像出现伪像的原因,以及如何纠正;第七章超声造影增加了新的内容;第八～十八章亦做了修改、补充;尤其是第十三章的肾脏、输尿管、膀胱,第十四章腹膜后间隙、大血管及肾上腺的内容已由专人负责编写。

《辅导教材》是为彩色多普勒技术上岗培训与考试而编写,具有很强的针对性。《辅导教材》(第二版)的问世,不仅是参编专家辛劳的结果,更是中华医学会、国家考试中心大力支持与帮助的结果,在此一并表示衷心的感谢。

虽然我们付出了努力,但在内容的编排上仍难以做到完全规范、统一,错误与疏漏仍在所难免,诚恳地希望广大读者给予批评指正。

中华医学会超声医学分会
张缙熙　姜玉新
2004年4月于北京

第一版

前　言

《彩色多普勒技术考试大纲》是根据卫生部（卫计装发（1998）第32号文）的要求，由中华医学会和国家医学考试中心，邀请中华医学会超声医学分会在京部分教授、专家编写，并经过多次修改论证审定。考试内容包括：物理基础与设备操作（20%），超声医学基础（20%），心脏（15%），腹部（15%），妇产（15%），浅表器官、外周血管及其他（15%）共六大部分组成。据全国超声医师反映，《考试大纲》涉及范围广，专业各不相同，复习时困难较大，要求出一套辅导教材，以适应广大超声工作者的需要。为此，我们编写了这套辅导教材，以便对参加考试人员的复习，有了准绳及依据，这是非常有利的。

辅导教材的特点是：简明扼要，重点突出，内容和范围紧扣《考试大纲》。目的是通过辅导，抓住重点，全面复习，在超声领域向前迈进一步。因此，辅导教材不是参考书，而是有针对性、是为《考试大纲》而编写的。大纲中没有涉及的内容，辅导教材均不包涵，在此加以说明。

时间紧迫、内容繁多，但经过专家们日以继夜地加班加点、不辞辛劳地忘我工作，这本辅导教材终于和广大超声同道们见面了。在此，首先感谢各位专家们的辛勤劳动，同时也要感谢中华医学会、国家医学考试中心和出版社的同志们给予的大力支持，没有他们的努力和顽强拼搏精神，本书是难以在短时间内出版的。这里要提出的是：《超声医学》（第三版）的作者们，他们无私地提供了自己的资料，让编者们摘录、参考，使辅导教材更加全面、丰富和实用，在此深表感谢。虽然经过专家及编辑们的共同努力、认真校对，但在内容及文字上，仍难以规范及统一，错误及疏漏在所难免。我们衷心希望广大读者给予指正、提出宝贵意见，再版时将予以改正。

中华医学会超声医学分会

张缙熙

1999年10月于北京

目 录

第一章　超声诊断物理基础 ……………………………………………………（1）
　第一节　超声波的概念 ……………………………………………………（1）
　第二节　超声的物理特性 …………………………………………………（3）

第二章　彩色多普勒基础 ………………………………………………………（9）
　第一节　超声多普勒基础 …………………………………………………（9）
　第二节　彩色血流显像 ……………………………………………………（12）
　第三节　彩超与彩阶 ………………………………………………………（15）
　第四节　血流动力学基础 …………………………………………………（16）

第三章　超声仪器 ………………………………………………………………（20）
　第一节　超声探头 …………………………………………………………（20）
　第二节　实时超声显像原理 ………………………………………………（22）
　第三节　"彩超"的正确调节使用 …………………………………………（25）
　第四节　超声诊断仪的一般维护 …………………………………………（27）

第四章　超声新技术的临床应用 ………………………………………………（28）
　第一节　数字化彩超概念与特点 …………………………………………（28）
　第二节　三维超声显像技术与超声数字化管理 …………………………（29）
　第三节　二次谐波显像 ……………………………………………………（31）

第五章　超声临床诊断基础 ……………………………………………………（34）
　第一节　人体不同组织和体液回声强度 …………………………………（34）
　第二节　人体不同组织声衰减程度的一般规律 …………………………（35）

  第三节 声像图基本断面与声像图分析 …………………………………………… (36)
  第四节 超声伪像（伪差） …………………………………………………………… (38)
  第五节 腹部超声扫查与超声图像方位标识方法 …………………………………… (42)

第六章 彩色多普勒技术 …………………………………………………………………… (43)
  第一节 彩色多普勒技术的种类 ……………………………………………………… (43)
  第二节 彩色多普勒技术的用途 ……………………………………………………… (44)
  第三节 彩色多普勒的调节技术 ……………………………………………………… (44)
  第四节 彩色多普勒的临床应用 ……………………………………………………… (45)
  第五节 频谱多普勒技术的种类 ……………………………………………………… (46)
  第六节 频谱多普勒技术的用途 ……………………………………………………… (46)
  第七节 频谱多普勒技术的调节 ……………………………………………………… (47)

第七章 超声造影 ………………………………………………………………………………… (49)
  第一节 超声造影原理 ………………………………………………………………… (49)
  第二节 超声造影剂种类 ……………………………………………………………… (50)
  第三节 超声造影检查方法 …………………………………………………………… (51)
  第四节 增强超声造影效果的技术 …………………………………………………… (52)
  第五节 超声造影效果的定量评价 …………………………………………………… (53)
  第六节 超声造影的临床应用 ………………………………………………………… (54)
  第七节 心肌超声造影的应用 ………………………………………………………… (55)

第八章 心脏解剖与生理 …………………………………………………………………… (56)
  第一节 正常心脏解剖 ………………………………………………………………… (56)
  第二节 心动周期 ……………………………………………………………………… (57)
  第三节 心脏泵功能 …………………………………………………………………… (59)
  第四节 正常心内压与心内血液循环 ………………………………………………… (60)
  第五节 心脏自身血液供应 …………………………………………………………… (61)

第九章 正常心脏超声表现 ………………………………………………………………… (62)
  第一节 正常心脏超声切面图 ………………………………………………………… (62)

第二节　正常 M 型超声心动图 ……………………………………… (63)
第三节　心脏正常血流频谱特点 …………………………………… (63)
第四节　心脏功能测定 ………………………………………………… (64)

第十章　后天获得性心脏病 ……………………………………………… (66)
第一节　心脏瓣膜病 …………………………………………………… (66)
第二节　冠状动脉粥样硬化性心脏病（简称冠心病）……………… (68)
第三节　心肌病病理改变及超声表现 ……………………………… (69)
第四节　心包疾病 ……………………………………………………… (70)
第五节　心脏肿瘤 ……………………………………………………… (71)

第十一章　先天性心脏病 ………………………………………………… (72)
第一节　先天性心脏病（左向右分流）……………………………… (72)
第二节　先天性心脏病合并肺动脉高压 …………………………… (74)
第三节　先天性瓣膜病 ………………………………………………… (75)
第四节　先天性大血管疾病 …………………………………………… (77)
第五节　先天性心脏病复杂畸形 …………………………………… (78)
第六节　心脏位置异常 ………………………………………………… (80)

第十二章　消化系 …………………………………………………………… (81)
第一节　肝脏 …………………………………………………………… (81)
第二节　胆道系 ………………………………………………………… (87)
第三节　脾脏 …………………………………………………………… (91)
第四节　胰腺 …………………………………………………………… (93)
第五节　胃肠 …………………………………………………………… (96)

第十三章　泌尿系和男性盆腔 …………………………………………… (103)
第一节　肾脏 …………………………………………………………… (103)
第二节　输尿管 ………………………………………………………… (109)
第三节　膀胱及尿道 …………………………………………………… (110)
第四节　前列腺和精囊 ………………………………………………… (111)

第十四章 腹膜后间隙及大血管、肾上腺 (114)

- 第一节 局部解剖 (114)
- 第二节 常规超声检查 (115)
- 第三节 腹膜后疾病 (117)
- 第四节 肾上腺 (122)

第十五章 子宫与附件 (124)

- 第一节 子宫 (124)
- 第二节 卵巢 (126)
- 第三节 盆腔 (129)

第十六章 产科 (130)

- 第一节 正常妊娠的超声诊断 (130)
- 第二节 异常妊娠的超声诊断 (131)

第十七章 头、颈及四肢 (135)

- 第一节 颅脑 (135)
- 第二节 颈部血管 (138)
- 第三节 骨骼、关节、软组织 (144)
- 第四节 四肢血管 (149)

第十八章 浅表器官 (154)

- 第一节 眼部 (154)
- 第二节 涎腺 (160)
- 第三节 甲状腺 (162)
- 第四节 甲状旁腺 (165)
- 第五节 乳腺 (166)
- 第六节 阴囊及睾丸 (170)

附：彩色多普勒技术（CDFI）考试大纲 (1～18)

第一章

超声诊断物理基础

第一节 超声波的概念

一、超声波的基本概念

1. 超声波是指频率超过人耳听觉范围(20~20 000 Hz)的高频声波,即:频率 > 20 000 Hz (赫)的机械(振动)波。
2. 超声波属于声波范畴,它具有声波的共同物理性质。例如:必须通过弹性介质进行传播;在液体、气体和人体软组织中的传播方式为纵波(疏密波);具有反射、折射、衍射和散射特性,以及在不同介质中(空气、水、软组织、骨骼)分别具有不同的声速和不同的衰减等。
3. 诊断最常用的超声频率是 2~10 MHz (1 MHz = 10^6 Hz)。

二、声学基本物理量

超声有三个基本物理量。即:频率(f)、波长(λ)和声速(c)。三者之间的关系如下:
$$\lambda = c/f$$
由于频率不同的声波在同一介质中传播的速度(c)基本相同,因此,超声波长(λ)与频率(f)成反比——频率愈高,波长则愈短。

在不同的介质中,声速有很大的差别:空气(20 ℃)344 m/s,水(37 ℃)1 524 m/s,肝脏 1 570 m/s,脂肪 1 476 m/s,颅骨 3 360 m/s。

人体软组织的声速平均为 1 540 m/s,与水的声速相近。骨骼的声速最高,相当于软组织平均声速的 2 倍以上(表 1-1)。

表1-1 医学超声常用介质的密度、声速和声特性阻抗

介质名称	密度(g/cm^3)	声速(m/s)	声阻抗(1×10^5 瑞利)
空气(20 ℃)	0.001 18	344	0.000 4
水(37 ℃)	0.993 8	1 523	1.513
生理盐水(37 ℃)	1.002	1 534	1.537
血液	1.055	1 570	1.656
肝脏	1.050	1 570	1.648
肾脏	1.038	1 561	1.62
肌肉	1.074	1 568	1.684
脂肪	0.955	1 476	1.410
颅骨	1.658	3 360	5.570

诊断用的超声功率:诊断用的超声功率一般很小。有关超声功率的物理量及其意义,可参见"超声生物学效应"节(后述)。

三、声场

(一)超声场

发射超声在介质中传播时其能量所达到的空间。超声场简称声场,亦可称为声束。

(二)声场特性

1. 扫描声束的形状、大小(粗细)及声束本身的能量分布是特殊的,随所用探头的形状、大小、阵元数及其排列、工作频率(超声波长)、有无聚焦以及聚焦的方式不同而有很大的差异。此外,声束还受人体组织不同程度吸收衰减、反射、折射和散射等影响,即超声与人体组织间相互作用的影响。因此,利用超声束成像与其他影像技术如CT扫描用的X线束成像相比,二者之间有着非常显著的区别。例如,X线束可呈单纯的细线状,波长极短,对人体组织穿透力很强,而且没有与人体组织间相互作用。这与人体组织内超声束(声场)的复杂多变性,形成了鲜明对比。

2. 声束由一个大的主瓣和一些小的旁瓣组成。超声成像主要依靠探头发射高度指向性的主瓣并接收回声反射(echoes);旁瓣的方向总有偏差,容易产生伪像。

3. 声场可分为近场和远场两部分。现以最简单的圆形单晶片探头为例来分析声束复杂的形态及其能量分布。

(1)近场声束集中,呈圆柱形。其直径接近于探头直径(较粗);其长度取决于超声频率和探头的半径。公式如下:

$$L = (2r \cdot f)/c$$

式中,L为近场长度;r为振动源半径;f为频率;c为声速。

近场虽呈规则的圆柱形,实际上由于旁瓣的相干作用,其横断面上的声能分布很不均匀,以至可以影响或严重影响诊断。

(2)远场声束扩散,呈喇叭形。远场声束向周围空间扩散,其直径不断增加(更粗大),但其横断面上的能量分布比较均匀。

声束向两侧扩散的角度称为扩散角(2θ),向其一侧扩散的角度称为半扩散角(θ)。声束的扩散角愈小,指向性愈好。

4. 超声波指向性优劣的指标是近场长度和扩散角。

超声频率愈高,波长愈短,则近场愈长,扩散角愈小,声束的指向性亦愈好。增加探头孔径(直径)也可改善声束的指向性,但是探头直径增加会降低横向分辨力。因此,现代超声诊断装置普遍采用小巧的聚焦探头,以减少远场声束扩散。

(三)声束聚焦与分辨力

采用聚焦技术,可使聚焦区超声束变细,减少远场声束扩散,改善图像的横向和/或侧向分辨力。

1. 聚焦的方法

(1)固定式声透镜聚焦——将声透镜贴附在探头表面。常用于线阵探头、凸阵探头,以提高其横向分辨力。此法远场仍然散焦。

(2)电子相控阵聚焦

①利用延迟发射,使声束偏转,实现线阵、凸阵等多阵元探头的发射聚焦或多点聚焦,用以提高侧向分辨力。

②在长轴方向对整条声束的回声途径上自动、不断地进行全程接收聚焦,亦称动态聚焦。

③利用环阵探头进行环阵相控聚焦,改善横向、侧向分辨力。

④其他聚焦新技术:如二维多阵元探头,弥补现有聚焦技术的不足。

2. 聚焦声束与非聚焦声束的比较

(1)聚焦区声束明显变细,横向和侧向分辨力可望大大改善。

(2)近场区(旁瓣区)声能分布不均匀现象依然存在。

(3)远场区的非聚焦部分散焦现象依然存在,某些单阵元探头或质量低劣的探头或许更为严重。

(4)总体来说,聚焦声束的形状和大小仍较奇特,与纤细的X线束相比,尚有颇大的差别。

第二节 超声的物理特性

超声波具有声波的一般共性已如前述。超声的物理特性除上面提到的声场而外,还有以下几点。

一、束射特性(方向性)

超声成束发射,类似光线,符合几何光学定律(如反射、折射、聚焦、散焦)。束射特性或方向性是诊断用超声首要的物理特性。

1. 大界面与界面反射(specular reflection)

(1)声波发射时,当遇密度(ρ)和声速(c)不同的两种介质构成的大界面(boundary surface),会发生反射和折射(透射),包括回声反射(echo reflection)。

(2)界面回声反射的角度依赖性:

大界面是指长度大于声束波长的界面。

①入射声束垂直于大界面时,回声反射强;

②入射声束与大界面倾斜时,回声反射减弱甚至消失。

假设垂直时回声反射强度为100%,倾斜6°(入射角θ)时,回声强度降低至10%;倾斜12°时,降至1%。如果倾斜角度≥20°,则几乎检测不到回声反射,也称"回声失落"。可见,大界面的回声反射有非常显著的角度依赖性。

(3)界面回声反射的强度(intensity)是由反射系数决定的

$$反射系数\ R_1 = \left(\frac{Z_2 - Z_1}{Z_2 + Z_1}\right)^2$$

式中,Z_1、Z_2代表两种介质的声阻抗,$Z = \rho \times c$(参见表1-1)。

由式中可见:两种介质的声阻差愈大,界面反射愈强($Z_2 \gg Z_1$);两种介质声阻差相等,界面反射消失($Z_2 = Z_1$)。两种介质存在着声阻差,是界面反射的必要条件($Z_2 \neq Z_1$)。

(4)界面回声反射的能量与界面形状密切相关。

声束垂直于凹面和凸面,分别具有聚焦和散焦作用(回声稍强和减弱);垂直于不规则界面时,则呈现乱反射(回声反射强弱不等或减弱)。

超声界面反射的特点:回声反射非常敏感。两种介质之间的声阻抗只要相差0.1%(声阻差),就会产生明显的反射回波(回声)。人体许多器官,如肝、脾、胆囊的包膜,腹壁各层肌肉筋膜,以及皮肤层等都是典型的大界面。

2. 小界面与后散射(背向散射 back scattering)

(1)小界面是指小于声束波长的界面。

(2)超声遇到肝、脾等实质器官或软组织内的细胞,包括成堆的红细胞(称散射体),会发生微弱的散射波。散射波向四面八方分散能量,只有朝向探头方向的微弱散射信号——后散射(背向散射),才会被检测到。

(3)小界面的后散射或背向散射回声,无角度依赖性。

3. 现代超声诊断仪正是利用大界面反射原理,能够清楚显示体表和内部器官的表面形态和轮廓;还利用无数小界面后散射的原理,清楚显示人体表层以至内部器官、组织复杂而细微的结构。

二、衰减特性

声波在介质的传播过程中,声能随距离增加而减弱,这就是衰减(attenuation)。

1. 衰减与超声传播距离和频率有关。超声频率很高,故衰减现象特别显著。
2. 衰减的原因主要有:吸收、散射、声束扩散。
(1)介质对超声波的吸收:超声的机械能转变为热能传导,或被组织的黏滞性所吸收。
(2)能量被许多散射体,如蛋白质分子散射掉。
(3)声束扩散(divergence)使超声在介质中前进方向上的能量减小。

声衰减表现为回声减少或消失以至出现声影。很强的反射界面后方回声也会减少或消失,但反射与衰减是两个概念。

3. 衰减系数(单位:dB/(cm·MHz))
(1)人体软组织和体液声衰减是不同的。软组织平均衰减系数为 1 dB/(cm·MHz)(表1-2)。

表1-2 人体组织的声能衰减系数

介质名称	平均衰减系数(dB/(cm·MHz))	频率范围(MHz)
水	0.003 7 ~ 0.006 3	5
血液	0.18	1.0
脂肪	0.63	0.8 ~ 7
肝	0.94	0.3 ~ 3.4
肾	1.0	0.3 ~ 4.5
肌肉(平行肌束)	1.3	0.8 ~ 4.5
肌肉(横断肌束)	3.3	0.8 ~ 4.5
颅骨	2.0	1.6

(2)蛋白质成分是人体组织声衰减的主要因素(占80%)。不含蛋白质成分的水,几乎可视为无衰减(透声 through transmission)。

4. 为清楚显示深部组织回声,使正常肝、肾实质成为"均匀回声"("后方无衰减"),必须使用TCG(时间补偿增益)调节,按距离补偿超声能量的衰减,故也称为DCG(距离补偿增益)调节。

正是由于TCG(或DCG)可人为地调节,使本来衰减十分明显的肝肾实质表现为"回声均匀一致",这就不难理解为什么在膀胱和充盈胆囊的后方呈现"回声增强"伪像(注:胆汁、尿液中,不含蛋白质,与水相似,无明显声衰减,透声性强。与此同时,TCG(或DCG)调节依然机械地起着时间/距离补偿增益作用)。

5. 人体组织衰减程度的一般规律
(1)骨>软骨>肌腱>肝、肾>血液>尿液、胆汁。
(2)组织、体液中蛋白成分尤其胶原蛋白成分愈高,衰减愈显著;反之,组织、体液中水分含量愈多,衰减愈少。组织中钙质成分愈多,衰减也愈多。

三、超声的分辨力

1. 分辨力是超声在人体软组织中传播时,指显示器上能够区分声束中两个细小目标的能力或最小距离。

2. 超声的分辨力受多种因素的影响。包括:超声波的频率、脉冲宽度、声束宽度(聚焦)、声场远近和能量分布、探头类型和仪器功能(如二维图像中像素多少、灰阶的级数多少等)。

3. 空间分辨力主要与声束特性有关。大致可分为三类:

(1)轴向(纵向)分辨力:指在声束长轴方向上区分两个细小目标的能力。它与波长 λ 有密切关系。频率愈高(波长愈短),则轴向分辨力愈好。反之,超声脉冲愈宽,轴向分辨力愈差。

理论上,轴向分辨力为 $\lambda/2$,由于受到发射脉冲持续时间的影响,实际分辨力为理论值的 5~8 倍。举例:5 MHz 探头在软组织中的波长为 0.3 mm,其轴向分辨力理论值为 0.15 mm,但实际分辨力约为 0.5 mm;3~3.5 MHz 探头的实际分辨力约为 1.0 mm。

(2)横向分辨力:与探头厚度方向上声束宽度和曲面的聚焦性能有关。在聚焦最佳区的横向分辨力最好。目前腹部常用线阵、凸阵探头,通常采用声透镜聚焦。在其聚焦区宽度一般 <2 mm。

(3)侧向分辨力:与线阵、凸阵探头长轴方向上扫描声束的宽度有关。通常采用相控聚焦,聚焦声束愈细,侧向分辨能力愈好。

在聚焦区,3~3.5 MHz 探头侧向分辨力应在 1.5~2.0 mm。

4. 此外,还有细微分辨力(宽频带和数字化声束处理)、对比分辨力(与灰阶级数有关,如灰阶 ≥256 级较好)、时间分辨力(单位时间成像速度即帧频)等。

四、超声的多普勒效应

利用运动红细胞对入射超声产生的频移(Doppler shift)或差频,可进行血流信号的检测。检测方法有两种,即多普勒频谱图和彩色多普勒血流图(详见专章叙述)。

1. 多普勒频移(差频)公式

$$f_d = f_R - f_0 = \pm \frac{2v\cos\theta}{c} \cdot f_0 \tag{1-1}$$

式中:f_d 为多普勒频移;f_0 为入射超声频率;

f_R 为反射超声频率;v 为反射体运动速度;

c 为声速;θ 为运动方向与入射波间的夹角。

2. 利用 Doppler 公式计算反射体(如血管内红细胞)的运动速度

根据上述频移公式 1-1,可以得出

$$v = \pm f_d \cdot c/(2f_0 \cdot \cos\theta) \tag{1-2}$$

在公式(1-1),(1-2)可见:软组织平均声速 c 是已知数(1 540 m/s);仪器设 θ 角度校正,

故 $\cos\theta$ 值也是已知数(注意:θ 角度必须校正!);发射频率 f_0 也是已知数。因此,超声仪器能够通过快速傅里叶变换(FFT)自动显示血流速度 v 的读数。正负符号(±)分别代表正向和反向血流。然而,只有当超声声束与血流夹角 θ 经过校正(angle correction)之后,其流速读数才有意义。如果 $\theta=90°$,$\cos\theta=0$。于是就不可能测出血流速度,为了顺利测速,必须将 θ 角度变小,尽可能使 $\theta<60°$。

3. f_d 一般都在音频范围内。检出 f_d 后,可利用仪器的扬声器发出的声响来监听,并通过 FFT 对 f_d 进行频谱分析——频谱多普勒(spectral Doppler)。

举例:当 $f_0=3$ MHz,$f_R=3.005$ MHz,则 $f_d=f_R-f_0=5\,000$ Hz 或 5 kHz(音频范围)。

五、超声的生物学效应

超声波在生物组织内的传播过程中,必然使介质分子微粒发生高频机械振荡。这就是超声的能量传递或超声的功率作用。当电脉冲加至探头压电换能器发射超声脉冲时,压电换能器将电能(电功率)转换为声能(声功率)。

1. 超声能量的物理参数

声功率(acoustic power):单位时间内从超声探头发出的声功。单位:W(瓦)或 mW(毫瓦)。

声强(intensity):单位面积上的声功率(W/cm^2 或 mW/cm^2)。

由于声场中的声强在空间和时间上分布不均匀,故有"空间峰值(SP)"和"空间平均声强(SA)",以及"时间峰值(TP)"和"时间平均声强(TA)"等概念。

ISPTA:空间峰值时间平均声强(mW/cm^2);

ISPPA:空间峰值脉冲平均声强(W/cm^2)。

2. 超声生物学效应及其产生机理

(1)热效应:由于组织的黏滞吸收效应可使部分超声能量转换为热能,导致局部温度升高。诊断用超声因声强低,通常 mW/cm^2 级,一般不会造成明显的温度升高。

(2)空化作用:在强功率超声照射下,局部组织产生压力增大、降低的交替变化,液体"断裂"引起气体微泡的形成。诊断用超声尚未得到证实,除非液体中存在着微气泡。

(3)诊断用超声对细胞畸变、染色体、组织器官的影响等,均在实验研究中。有报道称,对胎儿出生体重似有影响,但尚无定论。

(4)高强聚焦超声(high intensity focused ultrasound)简称 HIFU:声功率通常为 kW/cm^2 级,对生物组织有强大的破坏作用。利用其热凝固和空化作用可破坏杀灭肿瘤细胞,已用于肿瘤热消融治疗;利用其强烈机械振荡作用可以用于碎石治疗。

(5)其他:超声在物理治疗学方面的广泛应用(W 级,一般 $0.5\sim3$ W/cm^2)。

3. 对人体不同部位超声照射强度的安全规定

不同人体软组织对超声辐射的敏感程度不同。胚胎和眼部组织属敏感器官。超声辐射剂量是超声强度与辐射时间的乘积。

美国食品药物管理局(FDA)对人体不同部位超声照射强度的规定见表 1-3。

表1-3 人体不同部位超声照射强度的规定(美国FDA)

部位	ISPPA (W/cm²)	ISPTA (mW/cm²)	IM* (W/cm²)
心脏	190	430	310
脉管	190	720	310
眼部	28	17	50
胎儿	190	94	310

*IM代表最大声强。

为了表达超声的热效应和空化效应,近年来采用两个新的可显示的参数(供不同器官、部位诊断时准确地调节显示):

①热指数(thermal index,TI)指超声实际照射到某声学界面产生的温升与使界面温升1℃的比值。TI值在1.0以下无致伤性,但对胎儿应调节至0.4以下,对眼球应调至0.2以下。

②机械指数(mechanical index,MI)指超声在弛张期的负压峰值(MPa数)与探头中心频率(MHz数)的平方根数的比值。通常认为,MI值在1.0以下无致伤性,但对胎儿应采用低机械指数,即将MI调至0.3以下,对眼球应调至0.1以下。此外,超声造影时如果采用低机械指数,可以防止微气泡破裂,提高造影效果。

4. 诊断用超声的安全性和应用原则

(1)世界医学生物学超声联合会(WFUMB)关于超声热作用和临床应用的声明摘要(1992)

①目前使用的简单的B型超声成像设备的声功率,不可能产生有害的温度升高作用。因此,它在致热方面无禁忌证,包括经阴道、经腹壁以及内镜超声的应用。

②某些Doppler诊断仪在无血流灌注的实验条件下,可引起有显著生物学作用的升温效应。将声束照射时间尽可能减少,可使升温降至最小。输出功率也可调节,应采用最低输出功率。尽管缺乏临床研究资料,动物实验研究清楚表明,<38.5℃可以广泛地使用,包括产科。

(2)临床超声诊断安全应用原则

①尽可能采用最低的输出功率,尽可能减少超声扫查时间。

②对于眼部和胎儿,采用Doppler检查时尤应严格遵循上述规定。

第二章

彩色多普勒基础

第一节 超声多普勒基础

一、多普勒基本概念

1. 多普勒效应

多普勒频移可用公式表达为 $f_d = f_r - f_0 = \pm \dfrac{2v\cos\theta}{c} f_0$

式中,v 为血流速度,单位 m/s 或 cm·s^{-1};± 为血流方向;f_d 和 θ 可以通过仪器测定。

2. 血流测量

在做人体血流检测时,多普方程式改写为 $v = \dfrac{c(\pm f_d)}{2f_0\cos\theta}$

超声多普勒技术提供了人体内部有关血流的速度和方向的信息。

3. 主要应用

超声多普勒技术主要用于:测量动脉、静脉血流速度;确定血流方向;确定血流种类;如:层流、湍流、射流等;获得速度、时间积分、压差等有关血流的参数。

二、探头安放角度与血流信息检测的关系

1. 在超声波入射角(θ)恒定时,频移仅决定于原始发射的频率(f_0);

2. 对于某一定的 f_d,f_0 越小,则可测量的血流速度 v 就越大。欲测高速血流,就应选择较低频率的探头。

3. 角度改变时与血流方向的对应关系

(1)当 $0° < \theta < 90°$ 时,$\cos\theta$ 为正值,即血流方向迎着超声探头而来,频率增高,f_d 为正向频移;

(2)当 $90° < \theta < 180°$ 时,$\cos\theta$ 为负值,即血流方向背离探头而去,频率变低,f_d 为负向频移;

(3) 当 $\theta = 0°$ 或 $\theta = 180°$ 时，$\cos\theta = \pm 1$，这时 f_d 最大，即血流方向与声束在同一线上相向或背向运动；

(4) 当 $\theta = 90°$ 时，$\cos = 0$，此时血流方向与声束垂直，则 $f_d = 0$，检测不到多普勒频移。

4. 如血流保持一个恒定的流速（如 100 cm/s）以及恒定的 f_0 和 c，能够影响多普勒频移的参数只有 $\cos\theta$，在改变声束的入射角时，频移 f_d 将随 $\cos\theta$ 值的变化而变化。

5. 检测的血流速度与实际血流速度之间的关系

由于检测血流速度受 $\cos\theta$ 的影响，所以检测的血流速度值是相对值。

血流方向与超声束之间的夹角 θ 称为多普勒角，多普勒角愈小时，误差愈小，多普勒角在 30° 之内，检测血流速度为实际流速的 0.87~1.00 倍；临床诊断时，使多普勒角度小于 60°，小角度扫查，测得的血流速度相对准确。

6. 两种多普勒方式

(1) 连续波多普勒（CW）：采用两个超声换能器获得有关血流资料。接收沿超声束出现的血流信号（动脉血流或静脉血流）和组织运动多普勒频移。它的缺陷是不能提供距离信息。连续波多普勒可检测心脏的高速血流信息。

CW 取样于整个血管的内腔，它对于涡流（某些疾病造成）导致的频谱增宽改变不太敏感。

连续波多普勒在取样线上有符号标记，其符号仅表示发射声束与接受声束的焦点，或声束与血流的焦点。

(2) 脉冲波多普勒（PW）：采用单个换能器，在很短的脉冲期发射超声波，而在脉冲间期内有一"可听期"，脉冲之间间歇期的长短限定了仪器的最大探测距离，脉冲多普勒通过选择性的时间延迟，对目标点进行定位，称为脉冲多普勒距离选通。而采样容积长度的调节范围一般为 1~10 mm。

脉冲重复频率：单位时间（s）发射脉冲波的个数称为脉冲重复频（PRF），PRF 是一个重要概念。

三、多普勒血流频谱分析基础

频谱分析的目的是产生一种显示，它的水平轴代表时间，垂直轴代表频率，而相应的信号幅度则用亮度表示。频谱分析可取得更为准确的数据。

（一）频谱分析基础

(1) 因为所有的血红细胞运动速度都不尽相同；
(2) 具有相同流速的红细胞的数量不一样；
(3) 由于血流脉动的影响，信号频率和振幅将随时间而变化。

所以血流信息是空间和时间的函数。

频谱分析——利用数学方法对多普勒信号的频率、振幅及其随时间而变化的过程进行实时分析的一种技术。

快速傅里叶变换（FFT）将复杂的混合信号分解为单个的频率元素。

(二) 频谱显示方式

1. 速度/频移—时间显示谱图　谱图上横轴代表时间,即血流持续时间,单位为 s;纵轴代表速度(频移)大小,单位为 cm/s;

"收缩峰"指在心动周期内达到收缩峰频率和峰值流速的位置;

"舒张期末"是将要进入下一个收缩期的舒张期最末点;

"窗"为无频率显示区域;

"中间水平线"(横轴线)代表零频移线(基线);

"频谱幅度",即频谱在纵轴上的振幅,代表频移的大小(kHz),即血流速度的大小。

"频带宽度"表示频移在垂直方向上的宽度,即某一瞬间采样中血细胞速度分布范围的。

2. 血流方向显示

血流方向能通过频谱资料相对于零线所显示的位置决定。按惯例,血流方向朝向换能器被显示在零线上面(正的多普勒频移),而血流离开换能器而去则显示在零线下边(负的多普勒频移)。

(三) 多普勒信号指数

1. 收缩峰值流速(v_s),舒张期末流速(v_d)

2. 平均流速(v_m)

3. 阻力指数　$RI = \dfrac{v_s - v_d}{v_s}$

4. 脉动指数　$PI = \dfrac{v_s - v_d}{v_m}$

5. 收缩/舒张比值　$SD = \dfrac{v_s}{v_d}$

四、脉冲多普勒局限性

1. 频谱的混叠

采用脉冲波多普勒超声测量血流速度受到脉冲重复频率(PRF)的限制。

脉冲重复频率(PRF)必须大于多普勒频移(f_d)的 2 倍,即:PRF > 2f_d,或写成 $f_d < \dfrac{1}{2}$PRF。

$\dfrac{1}{2}$PRF 称为尼奎斯特频率极限(Nyquist frequency limit),如果多普勒频移(或换算成血流速度)超过这一极限,脉冲多普勒所测量的频率就会出现大小和方向伪差,即频率失真,或称为频谱混叠。

2. 脉冲重复频率与最大采样深度

采样深度 $d_{max} = \dfrac{c}{2}$PRF　脉冲重复频率愈高,两个脉冲的间隔时间愈短,采样深度也愈小;

反之，则采样深度愈大。

3. 探测深度与速度测量

为了避免距离模糊和频谱混叠，最大探测距离 d_{max} 和最大可测流速 v_{max} 的关系为

$$d_{max} \times v_{max} \leqslant \frac{c^2}{8f_0}$$

可见当 f_0 一定时，d_{max}、v_{max} 乘积固定，探测的深度越深，可测得的速度值便越小，两者互相制约。

五、提高脉冲多普勒检测血流速度的方法

1. 选择超声频率较低的探头；
2. 增加脉冲重复频率（PRF）；
3. 减小取样深度；
4. 移动零位线。

第二节 彩色血流显像

一、彩色血流显像的品质评价

图像质量取决于
(1) 空间分辨力——细微分辨；
(2) 速度分辨力——对比分辨；
(3) 动态分辨力——帧速率；
(4) 灵敏度——对低速血流检测；
(5) 图像均匀性及穿透力；
(6) 彩色显示效果等方面。

当彩色显示角度变大、深度增加时，帧频会降低，时间分辨能力变差，便无法观察细小的异常血流。要处理好角度、深度与帧速率的关系。

二、彩色血流显像原理

彩色多普勒血流显像是使用一种运动目标显示器（moving target indicator，MTI），测算出血流中血细胞的动态信息，并根据红细胞的移动方向、速度、分散情况，调配红、蓝、绿三基色，变化其亮度，叠加在二维扫描图像上。

（一）MTI 原理

运动目标显示器，在同一方向上反复多次（6～12 次）发射超声波，对其相位差变化进行

比较,统计分析,就能够获得运动的红细胞的动态信息。

(二) MTI 特性

MTI 实际上是一种壁滤波器。这种滤波器从接收的超声回声波中,只分离出血流信号成分,而滤去心壁、瓣膜的信号。

血流显像的质量主要取决于 MTI 的特性。

(三) 血流分散(flow scatter)

分散是表示血流的变化情况——主要用于心血管血流的显示。

彩色多普勒只能表示存在于同一个容积中的众多红细胞的平均运动速度和全部红细胞的平均移动方向。

当血流处于乱流"分散",即显示一个像素内的红细胞速度、方向的分散情况。

(四) 彩色显示

通常将朝向超声探头方向流来的血流用红色表示,离超声探头远去的血流用蓝色表示。改变红色或蓝色的辉度(彩色的深浅)来表示速度的大小,即流速越快的血流色彩也就越明亮。

当出现湍流时(血流分散),血流方向不一致,则以红、蓝混合的杂乱彩色或以绿色表示,并根据血流紊乱程度,来改变其亮度。

当高速血流超过最大显示频率范围(Nyquist 频率范围)时的层流将出现与 PW 频移同样的折返现象。

以红、绿、蓝三基色调配的不同色彩和辉度代表着血流不同方向、速度和性质。并与二维灰阶图像叠加构成了彩色血流图像。

(五) 自相关技术

自相关器是彩色多普勒血流成像技术中的又一关键技术。

在自相关技术中,对两个连续的回声信号的相位差进行分析——相乘。自相关技术只能给出不同流速的平均值。当流速分布范围越大,平均流速与最大流速的差别就越大;它不能用于定量分析最大血流速度。

(六) 彩色多普勒血流显示方式及临床应用

在彩色多普勒成像时,显示角度可以从 30°~90°选择,最大帧速率为 25~30 帧/s,显示角度越大,则帧速率越低。

通过颜色变化而获得不同方向和强度的血流信号,显示在监视器上,展示二维彩色血流图。

彩色多普勒临床应用:心血管系、浅表器官、腹腔脏器、泌尿、妇产科及外周血管的检查,也用于室壁及瓣膜运动信息的检测(TDI 技术)。

当血流速度范围超过仪器所规定的限度或血流方向紊乱不规则时,血流图像中出现附加的绿色斑点,即表示湍流。

在 PW 中,取样容积中流速分布范围以"频谱宽度"表示,在彩色血流成像中:其湍流越大即速度方差值越大,绿色的亮度就越大。

零电平位移:当测量的血流速度很大,超出尼奎斯特频率极限(Nyquist frequency limit),多普勒频率会出现大小和方向折返现象。这时可以将零电平线向下(或向上)移动,基线向红色标尺方向调节可使蓝色的反向血流显像扩展,扩大了负(反)向血流的显示范围;反之亦然。

三、彩色血流显像的局限性

(一)彩色血流显像的与声束入射角度的关系

1. 当用扇形扫描时(或凸阵扫描),在彩色血流图像角度范围内,对同方向、恒定血流速度的显像表现是不同的,色彩的色相和色泽都会有所不同,这并不意味着血流方向和速度有所改变。

2. 当用线阵探头扫查血管,声束的方向没有变化,但血管是弯曲的,彩色血流图将显示色彩不同,时断时续的彩色血流图。这并不是血管阻塞无血流存在。

以上均是因声束与血流方向的夹角变化所造成的伪像。

(二)彩色血流成像的彩色混叠

流速超过尼奎斯特频率极限时的频率失真。

(三)二维图像质量受到影响

在高档彩超中,采用多通道多相位同时分别处理,可以获得高帧速率、高质量的二维图像及彩色血流图。

(四)湍流显示不确定性

当湍流存在时,定会出现绿色斑点,但出现绿色斑点并不一定就是湍流的存在。

四、彩色血流显像的几个基本概念

1. 彩色血流速度标尺

彩色血流速度标尺用于标识最大速度显示范围。高速标尺适用高流速显示,低速标尺适用于低流速显示。不应该用高速标尺去检查低速血流。

红蓝两色的最大亮度代表彩色血流的尼奎斯特频率极限。一般将红、蓝两色分为 16 个色阶或亮度等级调节速度标尺,可调节显示血流的流速范围。

2. 彩色血流显示阈值

彩色血流显示阈值即仪器规定(设定)的最低值,分为能量阈值和多普勒频率阈值。

3. 彩色血流显示的滤波器

滤波器的作用是针对不同的彩色显示需要,滤去不必显示的成分,而保留应该显示的血流信号。

高通滤波可截止起点高的频率,将低速血流频率滤去或除去来自胸腔等不必要的信号用以显示高速血流,免受低速血流干扰。

低通滤波,截止起点频率较低,用以显示低速血流。

4. 彩色血流显示方式通常有四种

速度——方差显示(V-T);

速度显示(V);

方差变化显示(T);

能量显示(P)。

五、彩色多普勒能量图(CDE)

CDE 的主要特点:

(1)相对于角度的非依赖性:声束入射与血流的夹角改变,能量的总和不发生变化。

(2)增加动态范围,可显示低流量、低流速血流。

(3)不会发生混叠现象。

(4)不能显示血流方向和血流速度的大小,脏器活动时,会造成闪烁伪像。

六、组织多普勒成像(TDI)

滤除高频低幅度的血流信号提取低频高幅度的室壁多普勒信号,帧频 50 帧/s,无混叠,显示速度范围 $0.03 \sim 0.01$ m/s,提供组织速度,加速度和能量信息,对声学造影剂比较敏感。

第三节 彩超与彩阶

一、彩色基础

在图像处理中应用彩色是由于人的眼睛能分辨几千种彩色色调和强度。而人眼对灰度只有十几到二十级的分辨能力。我们从一个物体上察觉的颜色基本上决定于物体反射的性质。

所有可见光都平衡反射,则观察物体呈白色;若观察物体呈某种颜色,则该颜色的波长光波被反射。

各种彩色是不同波长光混合的结果。

红色、绿色、蓝色为三种基本颜色,即三基色。

基色叠加后构成二次色,如品红色(红加蓝),青色(绿加蓝)和黄色(红加绿)。

彩色电视接收机就是彩色光相加性质的一个例子。

二、彩色多普勒血流显像(CDFI)描述要点

实时彩色显示血流方向,血流速度,血流分散;
在血流接近超声束时("近"流)用红色表示血流方向;
在血流远离超声束时("远"流),用蓝色表示血流方向;
多普勒频移的大小(流速)用不同强度的颜色色调表示;
多普勒频移分散(湍流)用绿颜色或红、蓝混合色表示。
当血流速度增快,流量大,彩色多普勒成像的敏感度也提高。

三、彩阶——灰阶到彩色变换

对二维灰阶图像进行彩色编码处理,用于彩色增强——彩阶,可以提高图像的分辨力,丰富影像层次,增加实感,提高 B 型超声对病理组织变化的可视度。

所以"彩超"主要对血流,"彩阶"主要对灰阶图像,即把不同等级的灰度变换为某种颜色——灰阶到彩色变换。两者是不同的概念,应用领域亦不同,彩超与彩阶原理完全不同。

第四节 血流动力学基础

人体内的血液是一种流动的液体,只要受到很小的力的作用,就会产生相对运动。

一、基本概念

人体血液的可压缩性很小,但有黏滞性,这种黏滞性对血液的流动有一定影响。
1. 稳流
流体元素以恒定的速度和恒定方向运动时,这种流动称为稳定流——稳流。在稳流中,流体元素的速度被认定为在时间 t 通过的距离 s。
理想液体在稳定流动时,流速与血管的横截面积成反比。
2. 非稳流
当流体元素内任何一点的速度大小和方向均随时间而变化时,这种流动称为非稳定流动。在人体内,动脉血流显现脉动的性质。
3. 黏滞性
流体流动时产生内摩擦力的这种性质,称为流体的黏滞性。
当流体流动时,由于黏性作用,流体各处的速度出现差异。在圆筒形容器中,形成层流状相互滑落。

4. 流体阻力

流体阻力可由泊萧叶定律(Poiseuilles law)推导出。在稳流中流量 Q 与长度 L 上的压差 $p_2 - p_1$ 的关系为

$$Q = \frac{\pi r^2 (p_2 - p_1)}{8\eta L}$$

式中：r 为血管半径；η 为黏滞系数。

半径的微小变化即可引起流体阻力的明显改变。血管的收缩对于调节心血管系统的外周阻力和血流量有重要作用。

人体血管具有弹性，不是刚性管，血管的流阻会随着血管两端压强差的增减而改变，所以血液在血管中流动时的流量和压强差之间不成直线关系，而成一定的曲线关系。

5. 流量

是指流体元素在一段时间里通过管腔横截面的体积。

对于匀速运动的流体来说，流量等于横截面积 A、流速 v 和时间 t 三者的乘积。如果流速随时间变化，应将瞬时速度 v_i 对时间 t 加以积分，即 $Q = A\int_0^t v_i[t]dt = Av_I$，式中 v_I 为流速积分，对于非匀速流动的流体，流量等于横截面积 A 和流速积分的乘积。流量的单位为体积，常用 cm^3 或 mL 表示。

6. 层流

黏性血流在血管中形成稳定的层流时，血细胞在血管中以相同的方向做规则的分层流动，但血管断面上各点的血流速度分布是不相同的，这就是层流。

$$v = \frac{p_2 - p_1}{4\eta L}(R^2 - r^2)$$

式中：v 为距离血管轴心 r 处的层流速度；

R 为血管的半径；

$p_2 - p_1$ 为长度 L 两端的压差；

η 为血液的黏滞系数；

L 为血管中某一段长度。

血管中心轴线上，即 $r = 0$ 处，此处血流速度最大；距管中心愈远处流速愈小，在血管壁 $r = R$ 处，由于层流附着在管壁上速度为零。

在人体静脉血流中，各液层之间的速度快慢呈现规则性逐渐变化，流速分布常为层流状呈抛物线形曲线。

在动脉血流中，由于心脏收缩和舒张的影响，血流失去稳定性，流速分布不符合泊萧叶方程式的规律。动脉系统流速分布的决定因素有血流加速度、血液流经的几何形态、血液的黏性等。

7. 加速度

由于心脏的收缩，在动脉系统中，血流在收缩早期产生加速度，在收晚期产生减速度。

在动脉系统中，血流的加速度对流速分布的形成起着主要作用。

在静脉系统中，流速分布一般为抛物线形。

在周围动脉血管中,舒张期流速分布近似于抛物线形。在收缩早期,血流的加速度使流速分布变为平坦形;在收缩晚期,血流的减速可导致管壁附近的血流逆转。

二、几何形体对流速剖面的影响

当血液流经的横截面积突然缩小或扩大时,血流速度剖面产生相应的变化。

1. 入口效应

血液流经横截面积突然变小处,会产生汇聚形的流速截面,如锥形状管道内血流流速分布,由于通过管腔的流量不变,面积的缩小必然导致流速的增加,血流获得较大的动能,黏性摩擦力的作用相对减弱,出现平坦形的流速分布。这种现象称为入口效应。

在生理情况下,汇聚形的血流截面见于动脉分支血流,当血流从大动脉流入小动脉分支时,小动脉入口处出现平坦形流速分布。舒张期从心房流入房室瓣环的血流以及收缩期从心室流入半月瓣环的血流也出现平坦形流速分布。

在病理情况下,所有的狭窄性病变均导致汇聚形的血流截面,在狭窄口形成平坦形的流速分布。

2. 出口效应

当血液流经一个横截面积突然扩大的管腔时,产生扩散形的血流截面,这便是出口效应。如果血流扩散度较大,将造成血流与管壁的分离,从而导致涡流。

在生理情况下,扩散形的血流截面见于小静脉回流入大静脉的血流、腔静脉和肺静脉回流入心腔的血流,以及房室瓣和半月瓣下游的血流。

在病理情况下,血流在通过狭窄口、反流瓣口和分流通道后出现明显的血流扩散,形成明显的湍流和涡流。

当血流在正常颈动脉分叉部位血管中流动时,血流速度分布形成高切应力和低切应力区。

3. 弯曲血管

当血流流入一条弯曲的血管时,流体内各点受到向心力的作用而产生向心加速度。向心力的方向由管腔的外侧缘指向内侧缘,这一向心力由一大小相同但方向相反的压差所平衡,结果导致外侧缘的流速低于内侧缘;当血流沿弯曲管道继续流动时,由于黏性摩擦力的作用,靠近管壁的流速逐渐降低,而管腔中心的流速逐渐升高;血流绕过弯曲的血管后,由于流速较高的中心血流已具有较大的离心惯性,相对不弯曲管道的影响,因此向管腔的外侧缘移动,使原位于管腔外侧缘的流速较低的血流移向内侧缘,导致管腔外侧缘的流速高于内侧缘。空间速度分布沿弯曲管道不断发生改变,产生扭曲形的分布。

4. 湍流流动

当血流在血管中流动遇到阻塞时,障碍物对流体产生加速和紊乱的旋涡喷射,血流运动变化反复无常,这便形成湍流。

在心血管系统疾患中,湍流常发生于血流从高压心腔经过窄孔进入低压心腔时,如狭窄瓣口、狭窄隔膜、反流瓣口、异常缺损或分流通道。当血流经过窄孔时,血流分布可分为射流区、湍流区、射流旁区、边界层和再层流化区等几部分。

三、流体能量与伯努利方程

在血流动力学中,遵循能量守恒定律,它是由伯努利方程(Benoulli equation)来描述的。

流体能量:理想流体在流管中做稳定流动时,其流体能量为单位体积的压强 p、动能 $\rho v^2/2$ 和势能 $\rho g h$ 为一常数(ρ 为密度),它们之间可以互相转换。

$$E = p + \rho g h + \rho v^2/2 = 常数$$

上式称为理想流体的伯努利方程。

狭窄口两端的压力阶差,可用简化的伯努利方程来测算

$$\Delta p = 4v_2(\text{m/s})^2 = \frac{\text{mmHg}^2}{4v_2^2}$$

简化伯努利方程不仅可以用于计算狭窄口的压差;还可用于解释动态压强对于血流梗阻的影响,红细胞的轴向集中,弯曲血管中的流速分布。

四、血管弹性与平均动脉压

由于人体动脉管壁中有弹力纤维、胶原纤维和平滑肌,所以动脉血管具有弹性。

1. 血管顺应性

血液在血管内流动的动力是血管两端存在压强差,而血管内侧及血管外侧的压强差,即跨壁压强是引起血管扩张的动力。在血流动力学中,通常用血管顺应性来描述血管容积变化和跨壁压强之间的关系。

血管顺应性(compliance, C)表示当血管的跨壁压强增加单位压强时,血管容积的改变数量。即

$$C = \frac{dv}{dp} = \frac{1}{dp}\int Q dt$$

式中:dv 为血管容积增量;dp 为血管血管跨壁压强增量。

血管顺应性反应了血管的弹性,血管的弹性愈大,容纳脉动性血流的能力亦愈强。

人体动脉内的容积和压强具有周期性变化,叫作脉搏。

2. 平均动脉压

在整个心动周期内,动脉血压随时间发生变化,瞬时动脉血压为血管的流入量与流出量之差积分的函数。即

$$p = F\left[\int_0^t (流入量 - 流出量) dt\right]$$

整个心动周期内,各瞬时动脉压的总平均值,叫作平均动脉压(mean arterial blood pressure, MABP 或 $\bar{p}$),等于一个完整周期的压强曲线下的积分面积 $\int_0^t p(t)dt$ 除以周期 T。即

$$\bar{p} = \frac{1}{T}\int_0^t p(t) dt$$

平均动脉压并不等于收缩压和舒张压的平均值,而是要比其小。$\bar{p}$ 用来描述驱动血液流动的动力,要比收缩压 p_s 和舒张压 p_d 更具有代表性。

第三章

超声仪器

第一节 超声探头

一、压电换能器

1. 压电效应

超声探头的核心是压电晶体或复合压电材料。

早期用于超声探头的换能器是具有压电效应的晶体,采用高分子聚合物压电材料作为换能器,它具有频率带宽、低阻抗、柔软易加工的特点。当前探头已开始采用陶瓷与高分子聚合物合成的复合材料。

当在压电材料两端加一压力时,则在此材料的两个电极面上将产生电荷,将机械能变成电能。这种效应称为正压电效应。

当在压电材料两端加一交变电场时,则压电材料出现与交变电场同样频率的机械振动,将电能变为机械能。这种效应称逆压电效应。

在超声成像过程中,发射超声波是换能器的逆压电效应,而接收回声信息则是换能器的正压电效应。

超声探头的主体是换能器,但为了提高发射/接收的效果,还必须有吸声层、匹配层、声透镜、保护层等;另外加上插件、电缆和外壳,则构成一具完整实用的超声探头。

2. 多层匹配探头

为提高宽频带探头的信号噪声比,使探头晶片的声阻抗与人体皮肤声阻抗相匹配,有利于声波的传播,必须采用多层匹配探头。

为使探头与检查部位的声阻抗匹配良好,消除气体的影响,应在超声检查部分涂上超声耦合剂。

二、超声探头的种类与临床应用

目前临床检查常用的探头有：

电子凸阵探头——主要用于腹部、妇产科检查；

电子线阵探头——主要用于外周血管、甲状腺等浅表器官检查；

电子扇形探头——主要用于心脏检查；

环阵扇形探头——主要用于腹部检查。

探头是超声仪器的重要部件，使用时应避免探头被摔打、牵拉导线，用不带腐蚀性的清洁剂擦洗探头残余耦合剂，仪器不用时应冻结图像。

不能用紫外线照射或消毒液浸泡探头消毒。

三、探头频率与振子

1. 宽频探头

单频探头：探头的标称频率（如 3.5 MHz）为发射时振幅最强的频率。也是探头的工作频率。

变频探头：同一探头可选择 2~3 种频率，如：3.5 MHz、5 MHz；通过面板控制改变探头频率；可兼顾分辨力与穿透力；与信号处理相结合可完成二次谐波成像；变频探头可以是凸阵、线阵、相控阵。

宽频探头：发射时有一很宽的频率范围（3~12 MHz），接收时分两种情况，可选中心频率，又能动态扫频。

(1) MHI 多频图像；

(2) FDI 动态频率图像。

2. 高密探头

(1) 高密振子：现在探头振子数由普通的 64 振子发展到 96 振子、128 振子、256 振子、512 振子、1024 振子等。

(2) 多通道技术：临床应用的彩超设备中有 96、128、192、256、516、1024 通道等。多通道与多晶片振子相对应。

(3) 阵元与振子通道的关系：一个阵元可以包括 4~6 振子。如 256 振子只有 64 阵元，一个阵元包括 4 个振子。256 振子可与 256 个采集通道对应。256 振子也与 64 个采集通道对应。

第二节　实时超声显像原理

一、超声诊断仪的类型

1. 反射型

(1) A型：显示单声束界面回声幅度，称为振幅调制型，以脉冲波形的幅度显示回声的强与弱。

(2) B型：显示与超声束扫描的切面回声图像，界面回声强弱由明暗度（灰阶）表示。它属于亮度调制型的二维图像。

(3) M型超声心动图显示原理：M型超声心动图（UCG），可用于显示心脏各层次，如心脏房室壁、心瓣膜和大血管运动回声曲线，属于辉度调制型。

在实际探测时，显示屏Y轴（垂直方向）代表软组织空间位置深浅，而X轴（水平方向）代表时间扫描线。由此得出一条"运动位置—时间"曲线。M型可以诊断多种先天性和后天性心脏病。包括心瓣膜病、心肌病、心包病、心包积液等，测算室壁厚度、房室大小和心功能。

2. D型。

3. CDFI。

4. 三维显像。

二、B型超声诊断仪的工作原理

（一）电子线性扫描

将多个晶片组成一个线阵，用电子开关按一定时序将激励电压加至某些阵元换能器上，发射出一束超声，同时由电子开关按一定时序去接通某些阵元接收反射回的超声信息，由此形成声束的扫描。

接收到的回波信号经放大器放大、预处理和后处理，加至显示器Z轴上调辉。并使显示器的Y轴表示回波的反射深度，X轴则与超声束扫描的位置相对应，三者合成为一完整的超声断层图像。电子线阵扫描成像3.5 MHz的探头用于腹部、妇产科等部位脏器成像。频率高于5 MHz的探头用于浅表器官成像。

（二）电子凸阵扫描

特别适合于肋骨下扫描、耻骨下脏器扫描、胰腺整体扫描，以及位于消化道气体下难以扫描的脏器超声诊断。对于凸型扫描远程超声束角密度降低，可在DSC中进行线性插补，以使超声信息线密度加一倍，从而保证图像清晰度良好。凸阵扫描介于线阵扫描和相控阵扫描之间。

(三) 电子相控阵扇形扫描

电子扇形扫描是利用雷达天线的相控阵扫描原理,以实现人体脏器的超声成像。采用较小的换能器得到十分广阔的视野,所以最适合用于心脏的超声诊断。

电子扇型扫描探头晶体阵元数一般为 64 个或 96 个;128 振子成为高密度探头。

电子扇型扫描检查角为 81°~90°,扫描检查最大深度为 20 cm,每幅图像线数可达 115 条。如经 DSC 转换行插补,其线密度可加一倍。

三、超声诊断仪基本结构及信号流程

1. 基本组成

最常用的普及型是用于腹部脏器的线阵扫描诊断仪。其基本组成包括:发射与接收单元(T_X/R_X)、数字扫描转换部件(DSC)、键盘、面板开关组件、超声探头、观察监视器、摄影部件和电源部件等。

2. 数字扫描转换器(DSC)的构成

数字扫描转换器是借助数字电路技术和存储媒介,把以不同扫描方式所获得的超声图像信息,通过数控集成电路存贮存入超声信息,然后变成标准的电视扫描制式进行图像文字显示。DSC 主体是图像存贮器,可存入一幅由 256(X)×512(Y),或 512×512 个像素组成的数字图像信号,图像具 16 级、64 级灰阶或 256 级灰阶。

存贮器内的数据在每帧图像更新的同时被不断地读出,并转换为模拟量对扫描光点进行调辉,显示出实时动态图像。如果停止新的数据写入,只是重复读出已选定的一帧图像,则在监视器上显示出"冻结"了的静止图像,这就叫作图像"冻结"或"静像"。

由于 DSC 可将线性扫描、凸阵扫描、扇形扫描、圆形扫描等不同扫描格式变换成用标准电视制式显示,有利于图像质量的提高、显示稳定(克服图像闪烁)、记录装置的标准化。DSC 的另一作用可以使回声数据存入存贮器后进行图像插补处理,以增加信息密度,提高图像的清晰度。

四、二维图像基本概念

1. 像素(像点、像元)

图像中 个最小的基本单元叫作图像的像素或像点。

2. 图像(imaging)

若干像点的集合便组成图像(也称影像)。图像中像素愈多,其空间分辨率愈高。

3. 灰阶(grey scale)

图像中像素的亮度等级,由黑到白可以分为 256 级灰阶,B 型超声诊断仪常采用 64、256 级灰阶。灰阶级数愈多,其图像对比分辨力愈好。一幅超声图像的质量,一般取决于像素有多少和灰阶级数。

4. 存贮容量(memory capacity)

一个存贮器容量包括了像素与存贮位数的乘积。如图像按 N 行(row)、M 列(column)排列。则行与列的交点就构成了一个像素。如 256 行、512 列,则总像素为 $B = NM$。N、M 一般表示为 2 的整数倍。如 $2^7 = 128, 2^8 = 256$。灰阶级数 $G = 2^m$,m 为存贮位数即比特(bit)。通常超声诊断仪的存贮容量用 B 表示:

即　　$B = NMm$　　如　$m = 6$ bit, $N = 256, M = 512$

则　　$B = 256 \times 512 \times 6 \text{(bit)}$

这台超声诊断仪的图像具有 $B = 256 \times 512$ 个像素和 $G = 64$ 级灰阶。所以当 $m = 4$ 时,则 $G = 16$;$m = 5$ 时,则 $G = 32$;$m = 6$ 时,则 $G = 64$;$m = 7$ 时,$G = 128$;$m = 8$ 时,则 $G = 256$。

由于显像屏幕的亮度正比于 DSC 中像素的灰阶值,故回声信号越强,对应的灰阶数也高,则显示的图像越亮,显像屏幕从相当于黑点的零级灰阶输出,变化到相当于白点的最高灰阶输出。

5. 标准电视制式

目前电视有多种,但普通采用的有两种。其一,是 NTSC 制式,规格是扫描 525 行,60 场/30 帧(隔行扫描),美国、日本、西欧一些国家采用;其二,是 PAL 制式,规格是扫描 625 行,50 场/25 帧(隔行扫描),我国采用的就是这种 PAL。凡属我国使用的电视机、录像机、摄像机等均为这种标准电视制式。

6. 二维图像帧速率

帧速度(V)和每帧线数(N)的乘积等于脉冲重复频率 F(即 $N \times V = F$),如 $F = 3\ 600$ Hz,$V = 30$ 帧,则 $N = 120$ 线。

帧速率必须规定:

(1)探测深度(cm);

(2)超声束扫查的角度/宽度,常规二维成像(18 cm 深,85°角)可达到 30 帧/s;

(3)线密度　每帧线数显然与帧速率(声速扫查角度范围及探测深度)有关。

7. 分贝与动态范围

动态范围一般指接收超声回声信号的动态范围,也就是接收的最大信号电压 A_1 与最小信号电压 A_2 之比。

$$信号动态范围 = \frac{最大幅值 A_1}{最小幅值 A_2}$$

分贝是个对数单位,采用它可以把相当大的电压比值用相当小的数值来描述信号比值。

$$(用分贝表示其相对电压) = 20 \log \frac{A_1}{A_2}$$

　　60 dB　　　相当于　　A_1/A_2 为 1 000 倍

　　80 dB　　　相当于　　A_1/A_2 为 10 000 倍

一般显示器的亮度动态范围(最白/最黑)只有 30 dB 左右,接收的回声信号必须经过对数压缩才能与显示器匹配。

五、二维图像分辨力

1. 空间分辨力

（1）图像中像素的数目。在一确定的图像显示区域，其像素越多，图像信息越密集，其空间分辨力愈好（如 512×512 像素，512×256 像素）。

（2）声束特性。纵向半波长度越短（超声频率越高）其轴向分辨力愈好；侧向声束（长轴、短轴或直径）越窄或越细，其侧向分辨力愈好。

2. 对比分辨力

图像的灰阶级数越多，其对比分辨力越好，常用的 64 级、128 级、256 级灰阶。

3. 时间分辨力

单位时间成像速度（即帧速率）越高，其时间分辨力愈好，愈能真实地反映运动脏器的瞬间变化情况。

六、监视器

监视器是以灰度或彩色显示超声检查的回声信息，通过显示在屏幕上的图像来进行诊断。灰阶超声诊断一般采用的有 5.5″、7″、9″黑白监视器，彩色血流成像系统中采用 12″、14″、15″高分辨力彩色监视器，现在一般采用逐行扫描（1 024×768 或 1 240×1 024）无闪烁的数控彩色显示器，以提高图像的稳定性和清晰度。

监视器屏幕中显示的内容包括：

图像信息：B 型、双帧 B 型、B/M、M、B/D、B/D/CDFI、B/CDFI、D/CDFI 等。

图像以外的信息：灰阶带、彩色棒、刻度标记、动态聚焦标记、体位标记、卡钳测量、文本、符号等。

第三节 "彩超"的正确调节使用

在进行超声检查时，必须掌握的基本方法：熟悉仪器性能及各项功能；掌握基本手法与正确调节；经观察图像及临床思维，对图像进行分析描述；书写适当的诊断提示或诊断意见；参考其他检查结果。

一、超声诊断仪主要控制器

大致可分为三大类：①控制链（钮）；②功能键；③操作键。

控制键：设置在仪器的操作面板上，它们包括增益、STC、AGC、动态范围、增强方式、M 游标、Doppler 采样、对比度、亮度等键和钮。这些都是需要操作者根据检查的实际要求进行适当的调节，以获得最佳图像效果为准。

功能键：设置在面板上，它们包括显示格式、方式选择、冻结、左右反向、正负翻转、扫描速度及快门等键和钮。这些都是仪器本身具备的功能，只要按下该键实现该功能，操作者无须调节。

操作键：设在键盘和仪器面板上，它们包括卡钳测量、体位标记、探头标记、键盘、字符数字输入、修改、各种测量等。这些只需按操作步骤进行，但不能丢步，否则就达不到预期的目的。操作者须多实践，娴熟后应用时就会得心应手。

功能菜单：现在灰阶超声及"彩超"设备多数是功能菜单式操作，使操作程序化。并可预置检查条件和随时修改条件。要求操作者对设备有全面的了解。

二、脉冲波多普勒的调节选择

1. 滤波

高速血流用高速滤波、低速血流用低通滤波。

2. 速度标尺

根据所检测血流速度的高低，选择相应的速度标尺。

3. PW 取样容积

取样容积与血管腔相宜。

4. 多普勒超声入射角。

三、彩色多普勒超声仪基本操作调节要领

正确把握彩色显示角度，深度及 PRF 的关系，避免 PW 及"彩超"固有的局限性，发挥其长处。

1. 彩色图(color maps)

速度显示方式，方差方式显示。

2. 速度标尺(scale)

须与被检测的血流速度相匹配，对腹部及四肢外周血管一般选用低速标尺，对心血管系采用高速标尺。

3. 壁滤波器(filter)

一般有四个档，1 档滤波频率最低，4 档滤波频率最高。

4. 零位基线(basial line)

可以移动零位基线，以增大速度标尺的测量范围。并克服折返现象，零位线向蓝色标尺方向调节，结果是显示红色增多；反之则蓝色增多。

5. 取样框

取样框是用以确定感兴趣区的大小，取样框大小的调节以能包括感兴趣的血流为准。

6. 增益(gain)

检测开始时用较大的增益，使血流易于显像，但同时噪音信号也增多。待血流清楚显示

后,再降低增益。

7. 频率选择

选择不同的频率显示二维灰阶图像及彩色图像,灰阶图像使用高频,彩色图像使用低频,可使二维图像获得高分辨力,又能提高彩色血流的检出敏感度。

8. 消除彩色信号的闪烁

选用适当的滤波条件和速度标尺,缩小取样框。要求受试者屏住呼吸。

受试者的体位:进行心脏超声检查常规用的体位为侧卧位30°。

提高彩色血流显示的敏感度:增加彩色血流增益,增加彩色血流的扫描线密度,调节滤波及速度范围,调节脉冲重复频率PRF,而不应该增加超声输出功率。

第四节 超声诊断仪的一般维护

一、医用电器设备安全注意事项

1. 超声仪器设备应经常保养;属于自行维护的范围,包括:防尘、防潮、防高温、减少震动。

2. 超声诊断仪器工作环境

整机不应放置在潮湿的环境中或易燃气体旁;

避免高电场、高磁场、高频环境中使用;

使用稳压器,有良好的接地线;

监视器应避免阳光直射。

3. 经常性维护

每天清洁仪器台面,擦除荧光屏上的灰尘,定期检查仪器工作条件设置是否正确。

检查地线或电源线是否连接可靠。

在专业技术员参与下,可拆开侧、后置板,拔除电路板进行除尘清理工作。一般不自行对电路板除尘。

二、定期检测

超声仪器要定期检测,对轴向分辨力、侧向分辨力、几何位置精度、穿透深度、灵敏度、声输出强度等几项技术指标必须检测。

第四章

超声新技术的临床应用

第一节 数字化彩超概念与特点

一、波束形成

模拟式——模拟式延时线与叠加。
数字式——A/D 数字电路延时与叠加。
数字式波束形成器的延迟精度高,系统灵活性大,稳定性好。
优劣因素:阵元密度、延迟精度、A/D 位数、波束形成用的通道数。

二、数字式声束聚焦

数字式超声发射聚焦,数字式接收聚焦延迟线——发射时 8 个焦点,接收时每个像素即为焦点——全程(连续)动态聚焦。

三、阵元与通道

若干阵元接收回波信号—延迟—叠加—形成一条扫描线,阵元与通道越多,成像质量越好。
阵元—通道一一对应,但不是所有的通道都在同一时间起作用。
多波束形成器,提高帧频,每条波束形成过程中实际使用的阵元与通道数。

四、主要特点

1.数字式接收聚焦可连续地将超声束聚焦在一个很小的范围内,每个像素即为焦点——

全程(连续)动态聚焦,使聚焦精度比常规方式提高10倍以上。

2. 准确性提高,不随距离失真,并减弱旁瓣效应。

3. 数字式延时

全进程由软件控制,延迟量可分级变换。

4. 数字延时效果

快速、准确、大量。

5. 数字式动态变迹

改善声束主瓣与副瓣的相对大小,抑制副瓣(旁瓣),消除副瓣伪像。

发射声波:改变阵孔径上各阵元的激励电压;

接收声波:改变各阵元信号相加前的加权系数。

五、高分辨力与高速率成像技术

1. 四倍信号处理技术

对4个相位同时接收回声信号,可提高速率:彩色血流显示帧速率可提高3倍,即提高时间分辨力。

2. 多参数高速同步处理技术

高速接收信号、高速运算处理,提取多普勒频谱参数及二维图像的全部重要参数。

第二节 三维超声显像技术与超声数字化管理

一、三维超声波扫描技术

1. 三维实时超声波扫描技术的特点

数百个沙粒大小的陶瓷晶体(60×60)安在电子探头上,发射超声波同时覆盖所研究(扫查)的整个容积。利用高速大规模并行计算机同时处理分析大量的超声回声信息。同时利用先进的微电子线路将回声信息转换、加工为实时数字化图像。

2. 实时显示运动的图像

实时捕捉跳动的心脏及胎儿活动图像并显示在观察屏幕上。就如在人体开一小窗口,观察人体内脏器官的实际形态及运动情况。可同时调出16个切片的画面,切片的薄、厚和视角都可不同。存储所有的图像、随时观看、分析、教学演示。传送连续实时图像或静态画面到控制或会诊中心。

二、三维超声图像重建

1. 三维超声回声信息的提取。

2. 图像处理及三维重建。
3. 显示有立体感的图像。

三、三维超声显像临床应用

1. 三维超声显像在妇科的应用
三维超声显像在妇科的应用已进入临床阶段,且应用广泛。
2. 三维超声显像在产科的应用
由于产科独特的生理及病理条件,组织结构间的灰阶差异较大,非常适合做三维超声成像。
3. 三维超声显像在腹部及血管中的应用。
4. 三维超声显像在心脏中的应用
三维超声技术的临床应用正处于发展阶段。

四、超声医学图像存储和通信系统

1. 图像存档与通信系统
（1）PACS（picture archiving & communication system，PACS）中文全名为图像存档及通信系统。包括：图像存档、检索、传送、显示、处理、拷贝或打印——软件和硬件系统,采用信息技术的最新成果进行数字化管理。
（2）超声数字化管理与传统管理的根本区别见表4-1。

表4-1 超声数字化管理与传统管理的区别

类 别	超声数字化管理	超声文档传统管理
图像记录格式	数字图像记录	模拟视频记录
图像记录介质	磁盘、光盘、磁光盘	照相、录相、一次成相
图像显现	激光打印、彩色喷墨打印	热敏打印、彩色视频打印
资料管理模式	无纸张、无胶片化	纸张、胶片、图片
资料保存质量	20年以上不变质	易老化、变质、图像变坏
资料安全性	安全、不会丢失	易丢失、热、潮、火险
文档保存空间	10万份病历只需250~1 000张光盘	10万份病历约10 m^2 房间
病历检索查询	方便、准确、快捷	麻烦、费时、易出错
病历传送方式	网络、不受限制、快速	人工、近距离、时间长、易丢失

（3）超声医学图像存档与通信系统的主要功能
①超声图像存储：静态图像快速存储,不受数量限制;动态图像连续帧捕获;动态电影回放,电影编辑。回放速度快慢可调。
②病历管理系统：快捷生成/打印图文并茂的超声诊断报告单,报告存盘、调用、查询、病历

资料全部数字化管理。

③检索病历资料：可按姓名、性别、年龄、病案号、超声号、科别、脏器、病种等多项条件检索病历资料；病历与图像同时呈显、翻阅浏览。

④规范诊断系统：预置心脏、腹部、妇科、产科、小器官等超声诊断报告的规范化图像描述及诊断提示，医师可自编超声诊断电子词典。

2. DICOM 3.0 的概念、作用

（1）基本概念：医学数字图像和通信（digital imaging and communication in medicide, DICOM）是医学数字图像及有关信息规范化的统一格式及交换方法的标准。

（2）在传输中的作用

①形成统一的影像管理规范、更快、不失真的图像传输与交流可方便地将图像存入 PACS 系统；对医学图像进行统一归档、存储、检索查询。

②有 DICOM 构架的医院，可减少病人当场就诊等候时间，使就诊、拍照、报告一次完成。

③为医生获取由 DICOM 传送到在 PACS 系统各种影像资料进行集中处理，分析比较，提供快捷、方便的条件，对提高诊断水平与挽救危重急诊病人争取了宝贵的时间。

④数字化传送图像，可保证为原始图像的完全复制，进行远程医疗。

第三节　二次谐波显像

二次谐波成像分自然组织谐波成像与造影剂谐波成像。

一、声学造影剂与谐波显像技术

1. 要求

气泡更稳定、半衰期长；微泡大小可控制，易排出；对人体无害，不影响人体血流动力学；具有良好的造影作用，经外围静脉注射，通过肺循环使心肌造影。

2. 作用

造影剂的散射截面比同样大小的固体粒子大几个数量级，可使背像散射的信号大大增强，提高显像效果。

血液中有造影剂，可显示小血管极低速的血流；正常组织与病变组织对造影剂反差存在差异。可提高肿瘤检查率。

二、造影剂谐波成像原理

1. 超声造影

把超声造影剂用导管技术注入心腔内、主动脉内、冠状动脉内，或经末梢静脉注入，在超声检测时，超声造影剂产生强烈的反射（散射）回声，可用以识别心内解剖结构，了解有关组织结构的血流情况，并用于诊断疾病。

2. 造影剂谐波原理

造影剂二次谐波显像(second harmonics imaging)，采用直径小于 10 μm 的气泡肺循环，明显增强谐波的散射信号。入射超声频率为 f_0，则散射信号中不仅含有 f_0，而且含有 nf_0 的谐波测量谐波成分。

3. 增强超声造影回声强度的技术有

(1) 二次谐波成像(SHI)；

(2) 间歇式超声成像(IUI)；

(3) 能量多普勒谐波成像(PCHI)；

(4) 反向脉冲谐波成像(PIHI)；

(5) 受激声波发射成像(SAEI)。

4. 局限性

(1) 超声造影目前还只具有定性判断作用，尚未达到定量诊断；

(2) 造影剂价格比较贵，不利于广泛应用；

(3) 增强效果受注射剂量和推注时间的影响；

(4) 增强持续时间有限，不利于全面充分观察分析病变情况。

三、二次谐波成像的几个相关问题

1. 产生谐波的两种途径

超声波与人体组织(介质)作用，其传播、反射(和散射)时都具有非线性效应，这是产生谐波的两种途径。这种非线性效应使发射的基波 f_0 会出现谐波频率。

传播时：发射超声波的中心频率为 f_0，其能量比较高，在弹性介质中非线性传播时，不仅含有 f_0 的基波，而且有 $2f_0$ 的谐波。

反射时：在超声造影成像时声波冲击造影剂微泡，微泡可能在 2 倍或更高倍数的声波频率上振动，作为新的声源而发射 $2f_0$ 的谐波返回到探头。接收造影剂的这种二次谐波就能很好地显示造影剂回声信号。

2. 这种非线性现象主要表现有三个方面

(1) 声波速度的非线性改变——谐波的产生；

(2) 谐波能量的非线性改变；

(3) 基波能量与谐波能量的非线性改变。

四、二次谐波的接收

1. 二次谐波接收是提取 $2f_0$ 的谐波回声信号，包括自然组织与造影剂的谐波信号。

2. 在实际的谐波接收过程中，采取多种技术措施使二次谐波与基波相分离，而提取纯净的谐波成分。

五、谐波成像可以明显改变超声图像质量

1. 消除近场伪像干扰
(1)当采用谐波成像时可消除表层腹壁或接近腹壁的反射和散射时产生超声伪像。
(2)二次谐波成像时消除基波声束旁瓣产生的旁瓣伪像。
2. 消除近场混响
声束在浅表组织内表层与肋骨之间产生混响,对图像显示常出现模糊雾状改变。二次谐波成像使紊乱和模糊影像被消除,得到了更为清晰的图像。

自然组织谐波成像不需要注入造影剂,而需要高灵敏度的接收系统。包括探头的灵敏度和大的动态范围及信号处理技术。

六、谐波成像的临床应用

谐波成像在显像困难的病人中(临床上占20%~30%),通过改善组织对比分辨力、空间分辨力,消除近场伪像来提高图像的清晰度,主要用于心血管和腹部方面的疾病诊断,对评估显像困难病人病变区域及界线能发挥重要作用。具体为:
(1)增强心肌和心内膜显示;
(2)增强细微病变的分辨力,了解心内血流状态;
(3)清晰显示的血栓轮廓及腹腔深部血管病变边界;
(4)增强心腔内声学造影剂回声信息;
(5)清晰显示腹部、肝、肾、胰腺局限性占位性病变;
(6)清晰显示腹部含液性脏器内病变及囊性病变的内部回声。

第五章

超声临床诊断基础

第一节 人体不同组织和体液回声强度

一、回声强度分级

人体组织和体液回声强度可分为：高水平回声（强回声）、中等水平回声、低水平回声（弱回声）和无回声四级，可以简称为高、中、低、无四级。若有需要，在高回声和低回声之前还可根据需要冠以形容词，如"极高水平回声"和"极低水平回声"。至于介于两级之间的回声，可以用"中高水平回声"和"中低水平回声"来表示。

很高（很强）回声常伴声影，见于：含气肺（胸膜-肺界面）、胆结石、骨骼表面（软组织-骨界面）；典型的中等水平回声（等回声）见于肝、脾实质；典型的低回声见于皮下脂肪；典型的无回声见于胆汁、尿液和胸腹水（漏出液）。高回声见于皮肤、肝脾包膜、血管瘤及其边界等。需要说明，有些强回声结构如小结石、前列腺内小钙化灶等，由于超声聚焦和超声频率等因素，不一定有声影。

二、一般规律

1. 均质性液体（介质）

如胆汁、尿液，为无回声。应当注意：有些均质的固体，如透明软骨、小儿肾锥体，可以出现无回声或接近无回声。所以，个别固体可呈无回声，但必须是均质性的。

2. 非均质性液体（介质）

如尿液中混有血液和沉淀，或囊肿合并出血或感染时，液体内回声增加。软骨等均质性组织如果纤维化、钙化（非均质性改变），则由原来无回声（或接近无回声）变成有回声。

所以，认为"液体均是无回声的，固体均是有回声的"，这种看法是片面的、不正确的。

3. 引起回声增强的常见原因

举例：①均质性的液体(如血液、脓液)中混有许多微气泡；②血液常是无回声的，但是新鲜的出血、新鲜的血肿、静脉内血栓形成时回声增多、增强(凝血块内有大量纤维蛋白)；③纤维化、钙化等非均质性改变等。

4. 人体不同组织回声强度顺序

肾中央区(肾窦)＞胰腺＞肝、脾实质＞肾皮质＞肾髓质(肾锥体)＞血液＞胆汁和尿液。

正常肺(胸膜-肺)、软组织-骨骼界面的回声最强；软骨回声很低，甚至接近于无回声。

病理组织中，结石、钙化回声最强；纤维化、血管平滑肌脂肪瘤次之；典型的淋巴瘤回声最低，甚至接近无回声。

5. 正常人体不同组织回声强度举例

(1) 皮肤：中高(水平)回声或较强回声。

(2) 皮下脂肪组织：低(水平)回声。

(3) 肝、脾实质：典型的中等水平回声(等回声)。

(4) 肾皮质：等回声，比肝脾实质回声略低。

肾锥体：中低水平回声。低水平回声多见于青少年和儿童肾锥体。

(5) 肝、脾、肾的包膜：高回声。

(6) 胸膜-肺组织：极高水平回声伴有多次反射和声影。

6. 脂肪组织的特殊性

脂肪属于疏松结缔组织。由于其中胶原纤维含量和血管成分的多少不同，不同部位的脂肪组织可有很大差别。例如：

(1) 皮下脂肪组织常呈比较典型的低水平回声。由于皮下脂肪组织内纤维结缔组织成分，可伴有不规则的细线样回声。

(2) 肾中央区(肾窦内脂肪组织与肾血管、肾集合系统相互交错排列)呈高水平回声或强回声。

(3) 腹腔动脉和肠系膜上动脉周围脂肪组织呈高水平回声。大网膜中的脂肪组织(富含血管、胶原纤维成分)亦呈高回声。

第二节 人体不同组织声衰减程度的一般规律

一、组织内含水分愈多，声衰减愈低

血液是人体中含水分最多的组织，比脂肪、肝、肾、肌肉等软组织更少衰减(表5-1)。但是，血液因蛋白含量高，故比尿液、胆汁、囊液等衰减程度高，后方回声增强程度远不及尿液、胆汁、囊液显著(表5-1)。

表 5-1 人体不同组织的声衰减比较

声衰程度	极低	甚低	低	中等	高	极高
不同组织和体液	尿液			肝脾肾	肌腱	骨
	胆汁	血液	脂肪	肌肉	软骨	钙化
	囊液			心脏	瘢痕	肺(含气)
	胸腹水			脑		
伴随声影	-	-	-	-	+/-	+
后方回声增强	+	+/-	-	-	-	-

二、体液中含蛋白成分愈多,声衰减愈高

由于血液蛋白含量比胆汁、囊液、尿液高得多,故声衰减较高,后方回声增强不显著,声像图上血液和囊液,胆汁后方回声增强的显著区别,具有鉴别诊断意义。组织中含胶原蛋白和钙质愈多,声衰减愈高,例如,瘢痕组织、钙化和结石、骨组织均可有显著的声衰减,而且常伴有声影。从表5-1中可以看出,人体组织中以骨骼和含气肺衰减程度最高,而且均伴有声影(注:骨骼或结石后方声影边界清晰;含气肺的混响后方声影的边界模糊不清)。软骨、瘢痕和肌腱声衰减的程度也很高,肝、脾、肾等组织属于中度衰减,皮下脂肪声衰减较低。

三、人体不同组织和体液声衰减的比较

参见表5-1并回答下列思考题:
1. 人体中哪些组织声衰减极高并伴有声影? 人体中哪些组织声衰减高并可能伴有声影?
2. 人体中哪些组织属于中等声衰减?
3. 血液在人体体液中声衰减程度是最低的吗? 血液(液体)在声像图上会出现典型的后方回声增强吗?
4. 含气肺密度很低,是否不易引起声衰减?

第三节 声像图基本断面与声像图分析

一、基本断面

心脏超声:长轴断面、短轴系列断面(见专章叙述)。
腹部超声:有纵断面(正中、正中旁)、横断面、斜断面和冠状断面。

二、声像图分析

对于腹部超声断层图像,可以由浅入深地按解剖层次进行分析。腹部声像图应包括皮肤、皮下组织、肌肉组织(腹壁组织)、腹膜腔以至腹部内脏结构。对临床上重点要求检查的部位和脏器,应进行仔细检查和分析。

三、内脏声像图描述

描述的内容以肝脏为例包括:

外形、包膜(边界)回声、实质内部回声,后方有无回声衰减或增强、血管回声、脏器位置和毗邻关系、实质内有无弥漫性病变或限局性病变如肿物或异常回声,以及限局性病变的物理性质(囊性、实性、混合性)、有无占位效应等。

四、囊肿和实性肿物声像图比较与鉴别

囊肿和实性肿物的声像图比较见表 5-2。

表 5-2 囊肿和实性肿物的声像图特征

	囊 肿	实性肿物
外形	圆、椭圆	不定,可圆、椭圆、分叶状或不规则
边界回声	清晰、光滑、整齐,有明显的囊壁回声	不定,可光滑、整齐,无回声晕
内部回声	无回声、可有低水平回声,分隔	有回声、无分隔
后方回声增强	显著	较少/不显著,衰减声影
侧边声影	有	可有,不定

声像图典型的囊肿和实性肿物是容易鉴别的。但是,单凭外形(圆、椭圆)、内部回声、有无后方回声增强和侧边声影有无其中之一来鉴别,均不可靠。应根据外形、边界回声,后方回声等综合分析才可靠。例如,有不少囊肿合并感染或出血,内部可以出现回声;有的淋巴瘤呈圆形、椭圆形,边界清晰、光滑、整齐,内部无回声,有时酷似囊肿;又如部分小肝癌(≤3 cm),内部回声低,因有假包膜,其边界清晰、光滑、呈圆形,可有轻度后方回声增强等。总之,根据若干声像图特点综合分析才是可靠的。

第四节　超声伪像(伪差)

一、伪像的概念

声像图伪像(伪差,artifact)是指超声显示的断层图像与其相应解剖断面图像之间存在的差异。这种差异表现为声像图中回声信息特殊的增添、减少或失真。

伪像(伪差)在声像图中十分常见。理论上讲几乎任何声像图上都会存在一定的伪像(伪差)。而且,任何先进的现代超声诊断仪均无例外,只是伪像在声像图上表现的形式和程度上有差别而已。

识别超声伪像是很重要的。一方面可以避免伪像可能引起的误诊或漏诊;另一方面还可以利用某些特征性的伪像帮助诊断,提高我们对于某些特殊病变成分或结构的识别能力。我们不仅应当善于识别超声伪像的种种表现,还有必要了解这些伪像产生的物理基础。

二、超声伪像产生的主要原因分类

(1)反射、折射:混响、多次内部混响、镜面反射、侧边声影、回声失落、棱镜现象。
(2)衰减:衰减声影、后方回声增强(软组织衰减系数差别过大,产生伪像)。
(3)断层厚度(扫描厚度)伪像:部分容积效应伪像;近场、远场(聚焦区外)图像分辨力降低所致伪像。
(4)旁瓣效应。
(5)声速伪像:实际组织声速与仪器设定的平均软组织声速1 540 m/s差别所致伪像和超声测量误差。
(6)仪器设备:仪器和探头的品质。
(7)操作者技术因素:增益、DCG、聚焦调节不当;声像图测量方法不规范。
现重点叙述如下。

(一)混响

混响(reverberation)伪像产生的条件　超声垂直照射到平整的界面,如胸壁、腹壁上,超声波在探头和界面之间来回反射,引起多次反射。混响的形态呈等距离多条回声,回声强度依深度递减。较弱的混响,可使胆囊、膀胱、肝、肾等器官的浅表部位出现假回声;强烈的混响多见于含气的肺和肠腔表面,产生强烈的多次反射(multiple reflection)伴有后方声影,俗称"气体反射"。识别混响伪像的方法是:

(1)适当侧动探头,使声束勿垂直于胸壁或腹壁,可减少这种伪像。
(2)加压探测,可见多次反射的间距缩小,减压探测又可见间距加大。总之,将探头适当侧动,并适当加压,可观察到反射的变化,从而识别混响伪像。

(二) 多次内部混响和振铃效应

超声束在器官组织的异物内(亦称"靶"内,如节育器、胆固醇结晶内)来回反射直至衰减,产生特征性的"彗星尾"征。此现象称内部混响。

超声束在若干微气泡声衰的极少量液体中强烈地来回反射,产生很长的条状图像干扰,为振铃效应。振铃效应在胃肠道内(含微气泡和黏液)相当多见。

(三) 断层(切片)厚度伪像

亦称部分容积效应伪像。产生的原因是:超声束形状特殊而且波束较宽,即超声断层扫描时断层较厚引起。例如,肝的小囊肿内可能出现许多点状回声(来自小囊肿旁的部分肝实质)。

(四) 旁瓣伪像

由主声束以外的旁瓣回声反射造成。在结石、肠气等强回声两侧出现"披纱"征或"狗耳"样图形,即属旁瓣伪像。旁瓣现象在有些低档的超声仪器和探头比较严重,图像的清晰度较差。

(五) 声影

在超声扫描成像中,当声束遇到强反射(如含气肺)或声衰减程度很高的物质(如瘢痕、结石、钙化)声束完全被遮挡时,在其后方出现条带状无回声区即声影(shadow)。边界清晰的声影(clear shadow)对识别瘢痕、结石、钙化灶和骨骼时很有帮助,边缘模糊的声影(dirty shadow)常是气体反射或"彗星尾"征的伴随现象。

(六) 后方回声增强

在超声扫描成像中,当声束通过声衰减甚小的器官组织或病变(如胆囊、膀胱、囊肿)时,其后方回声增强(超过同深度的邻近组织的回声)。这是由于距离增益补偿(DCG)对于超声进入衰减很少的液体仍在起作用的缘故。利用显著的后方回声增强,通常可以鉴别液性与实性病变。

(七) 侧边声影和"回声失落"

声束通过囊肿边缘或肾上、下极侧边时,可以由于折射(且入射角超过临界角)而产生边缘声影或侧边"回声失落"(全反射)。改变扫查角度有助于识别这种伪像,边缘声影也见于细小的血管和主胰管的横断面,呈小等号"="而非小圆形。超声引导穿刺时,人们经常遇到穿刺针干或导管显示不清的困扰,皆因声束斜行(而非垂直)入射针管或导管的壁,引起"回声失落"(全反射)的缘故。

(八) 镜面伪像

当肋缘下向上扫查右肝和横膈时,若声束斜射到声阻差很大的膈-肺界面时,会发生全反射和镜面伪像。通常在声像图中,膈下出现肝实质回声(实像),膈上出对称性的"肝实质回声"虚像或伪像);若膈下的肝内有一肿瘤或囊肿回声(实像),膈上对称部位也会出现一个相应的肿瘤或囊肿回声(虚像或伪像)。声像图上的虚像总是位于实像深方(经过多途径反射形成)。如果膈-肺界面(全反射条件)消失如右侧胸腔积液时,只能显示膈下肝实质和膈上的胸水,此时镜面伪像不可能存在。

(九)棱镜伪像

常在腹部靠近正中线横断面扫查时(腹直肌横断)才出现。例如:早孕子宫在下腹部横断扫查时,宫内的单胎囊可能出现重复胎囊伪像,从而误诊为"双胎妊娠"。此时,将探头方向改为矢状断面扫查,上述"双胎囊"伪像消失。

(十)声速失真(声速差别过大伪像)

超声诊断仪示屏上的厘米标志(电子尺),是按人体平均软组织声速 1 540 m/s 来设定的。通常,对肝、脾、子宫等进行测量不会产生明显的误差。但是,对声速过低的组织(如大的脂肪瘤)就会测值过大;对于声速很高的组织(如胎儿股骨长径测量),必须注意正确的超声测量技术(使声束垂直于胎儿股骨,不可使声束平行地穿过股骨长轴测量),否则引起测值过小的误差。

三、多普勒超声常见伪像分类及识别
——彩色多普勒血流成像(CDFI)和频谱图(Doppler spectrum)

(一)彩色多普勒超声伪像产生原因及分类

彩色多普勒超声伪像产生原因及分类见表5-3。

表5-3 多普勒超声伪像分类

有血流,彩色信号过少或缺失	有血流,彩色信号过多	无血流,出现彩色信号	血流方向、速度表达有误
·多普勒超声(频移)衰减伪像:彩色信号分布不均,即"浅表血供多,深方少血供或无血供";深部器官血流如肾实质、股深静脉较难显示 ·多普勒增益过低 ·频谱滤波(filter)设置过高 ·多普勒增益过低,聚焦不当,彩色取样框过大,彩标设置速度过高	·多普勒增益过高(彩色外溢) ·仪器厂商设置"彩色优先"(color priority),使小血管表现粗大 ·使用声学造影剂	·频谱滤波(filter)设置过低 ·多普勒增益过高:背景噪声 ·镜面反射伪像:在强反射界面深方出现对称性彩色信号 ·闪烁伪像:来自心搏、呼吸、大血管搏动等机械运动	·彩色混迭(aliasing); ·PRF过低、测高速血流时采用过高频率探头或较高Doppler频率 ·方向翻转键设置不当/探头倒置·血管自然弯曲走行(仪器不会识别θ角度) ·入射声束与血流方向接近垂直

续表

有血流,彩色信号过少或缺失	有血流,彩色信号过多	无血流,出现彩色信号	血流方向、速度表达有误
·测浅表组织的低速血流时,不适当地采用低频率探头;测较深组织的高速血流时,采用高频率探头		·组织震颤(高速血流、被检者发音) ·快闪伪像(twinkling artifact):见于尿路结石等(位于结石声影中)	

(二)频谱多普勒超声伪像

频谱多普勒超声伪像产生的条件和表现比 CDFI 伪像简单。充分了解彩色多普勒超声伪像(表5-4),就易于理解频谱多普勒超声伪像的产生和多种表现。在此,不再一一列举。

彩色多普勒成像的优点是能迅速、直观地显示血流。但是,CDFI 检测血流不及多普勒频谱敏感。如果 CDFI 未显示彩色信号,换用频谱分析法有时可检测出血流信号。

多普勒频谱测量血流时,正确调节取样容积(取样门)的大小和位置,进行角度校正(<60°)均至关重要。在使用微泡声学造影剂时,多普勒频谱幅度显著增加,切勿将它误认为实际血流速度的增加。

(三)多普勒超声伪像受操作者技术和仪器调节的影响

多普勒超声伪像受操作者技术因素和仪器调节的影响很大,也取决于所用仪器的档次和探头品质。应熟悉仪器的性能,熟悉掌握有关的旋钮操作。

1. 正确选择探头 对于浅表器官采用高频探头(>7 MHz),对于腹部和心脏分别采用 3.5~5 MHz 和 2~3 MHz 探头。

2. 对于深部组织内的血流多普勒频移,宜选择较低的多普勒频率(限于高档机)或较低频率的探头。

3. 适当调节聚焦区、取样框的大小和取样容积的大小,正确调节彩色速度标尺(PRF),适当调节多普勒增益的灵敏度,注意血流方向和角度校正等。必须注意以上每一环节。

(四)小结

多普勒超声伪像种类繁多,表现各异。认识 CDFI 伪像的常见性和复杂性,对于提高超声工作者的识别能力和仪器操作技巧具有重要意义。这样,有可能最大限度地减少伪像干扰,减少诊断误区,甚至利用多普勒超声伪像,达到提高临床诊断水平的目的。

第五节　腹部超声扫查与超声图像方位标识方法

一、被检查者的体位

仰卧位、俯卧位、左侧卧位、右侧卧位、半卧位。其他：坐位和站立位。

二、腹部断面扫查解剖标志

1. 横断面
剑突水平、脐水平、髂前上棘水平、耻骨联合水平
2. 纵断面
以腹正中线为标志（在背部，以背部的正中线为标志）：
正中矢状断面、（左、右）正中旁矢状断面：以正中线向左/右旁开××cm代表（或以L××cm/R××cm代表）。

三、声像图方位的识别

内容从略。

第六章

彩色多普勒技术

第一节 彩色多普勒技术的种类

一、彩色多普勒血流成像

彩色多普勒血流成像的本质是脉冲多普勒信号以彩色编码显示，多条取样线及多个取样容积可显示血流的流动。偏码时彩色信号用三基色与二次色原理，红黄绿为三种基色；红与绿混合产生黄色，红与蓝混合产生紫红色，蓝与绿混合产生湖蓝色，三基色混合产生白色，就是二次色原理。其技术特点是能显示血流的流动方向，如流向探头方向以红色信号表示，背离探头方向以蓝色信号表示，彩色信号的深浅（明亮与暗淡）标志流速的快慢，从彩色信号是否持续呈现或有规律的闪现可判断是静脉血流、动脉血流。彩色信号均匀无深浅（色调）或颜色的变化为层流；高速血流如射流时有彩色倒错，湍流时色彩杂乱。成像受超声入射角的影响大，超声入射与血流方向呈90°时，血流不能显示，如所检测的流速过高，超过了Nyquist极限，出现彩色信号混叠，例如瓣口狭窄的高速射流。

二、彩色多普勒能量图

以红细胞散射能量（功率）的总积分进行彩色编码显像，因此对超声入射角只有相对非依赖性，即受角度的影响小，能显示低流量低流速的血流，即使灌注区的血流平均速度为零，也能显示其血流。显示信号的动态范围广，因而对血流检测的灵敏度提高，对高速血流不产生信号混叠。但不能显示血流的方向，不能标志血流速度流速的快慢，不能标志血流的性质。

三、速度能量型彩色多普勒

以能量型方式显示血流，同时又能表示血流方向。

第二节　彩色多普勒技术的用途

一、检测血流

检出二维超声不能显示血管壁结构的小血管；检出二维超声显示为管道结构的血管而非胆管等组织；识别动脉与静脉血流；动脉血流有时相的不同，舒张期血流速度慢或无血流，显示为彩色信号暗或无彩色血流，静脉血流彩色信号持续存在，无时相划分，但可受呼吸影响流速增快；了解血流的起始部位、走向、时相；反映血流的性质如层流的彩色信号的色调比较均匀，射流的流速如超过 Nyquist 极限时，可出现彩色信号混叠；粗略表达血流速度的快慢；引导频谱多普勒的取样位置。

二、与二维超声、三维超声、M 型超声、频谱多普勒并用

内容从略。

三、与超声负荷实验并用

因负荷实验时使血流加快，血流量增大，彩色多普勒技术对血流的显示敏感性提高。

四、与心腔超声显影、心肌超声造影并用

心腔显影时，彩色多普勒可使心内膜与心腔的界限更清晰；心肌显影时，彩色多普勒也使心肌血流更易成像。

第三节　彩色多普勒的调节技术

一、彩色图(color map)

彩色图一般有两种，一种只有两种色彩显示血流方向，称为速度显示，另一种有三种色彩（如红—黄—绿）称为方差显示，后者用于心血管，可显示高速血流并把血流的慢速与快速区分开，前者用于较低流速血流如腹部血流的显示。

二、滤波(filter)

低通滤波可使低速血流显示,适用于查低速血流,高通滤波可切掉低速血流,在查高速血流时不致受低速血流的干扰。

三、速度标尺(scale)

高速标尺适用于高速血流检查,低速标尺适用于低速血流检查。用低速标尺检查高速血流信号受到低频运动的干扰,用高速标尺查低速血流,可使低速血流不被显示。

四、零位基线下移

零位基线下移,可增大检测的血流速度范围。

五、余辉(persistence)

增大余辉调节,可使低速、低流量的血流更易显示。

六、选通门(gate)

彩色多普勒检查也有类似取样容积的选通门,应选择适当大小,gate 过大,可使血流信号增粗,溢出到血管外(如增益也使用较高)。gate 过小,则彩色多普勒显示血流的敏感性可能降低。

七、消除彩色信号的闪烁(flash)

闪烁性干扰使在被显示的血流信号出现时,有闪烁出现的大片状或块状的不规律彩色信号,因此影响或遮盖血流的观察,一般可选择较高的滤波条件,较高的速度标尺来避免闪烁干扰,因这种干扰多来自低频运动信号,如呼吸、腹肌运动等。最佳的方法是令患者屏住呼吸。

第四节 彩色多普勒的临床应用

一、心血管系

检查瓣膜口的狭窄射流,关闭不全的反流,心腔间、心腔与大血管间、大血管间的分流等。

二、腹部及盆腔器官

检测其正常血流及异常血流,如肿瘤的新生血管的血流。

三、浅表器官

与腹部及盆腔器官相同。

四、外周血管

检测动脉血流:有无管腔狭窄、闭塞、血栓、动脉瘤形成。
检测静脉有无血栓形成、静脉瓣功能不全。
检测有无动静脉瘘。

第五节　频谱多普勒技术的种类

一、脉冲波频谱多普勒

在其取样上有取样容积(SV),可定位检测血流。被检测血流速度过高时,可出现混叠现象。

二、连续波频谱多普勒

在取样线的全长收集血流信号,用于检测高速血流,可定点检测最高速血流,无血流信号混叠现象。

第六节　频谱多普勒技术的用途

一、测量血流速度参数

可以测量收缩期峰值速度(v_s)、平均速度(v_m)、舒张期速度(v_d)、速度时间积分(VTI),包括收缩期、舒张期及全心动周期的 VTI:VTI_s、VTI_d、VTI_t,搏动指数 PI、阻力指数 RI、收缩期与舒张期速度之比值 S/D、加速时间(Act)、平均加速度(mAv)、减速时间(Dct)、平均减速度(mDv)。

二、确定血流方向

从零位基线向上的血流频谱为朝向探头的血流,零位基线向下的则为背离探头的血流。

三、判断血流的种类、性质

脉动性的即有尖峰脉冲波的为动脉血流。呈连续不断出现的为静脉血流,但血流速度可因深呼吸而有起伏或方向倒错。层流是血流方向、速度均无变化;射流为高速血流;湍流为方向较杂乱的血流,在频谱多普勒上表现为零位线上下有杂乱的信号出现。

四、测量跨瓣压差、心腔和肺动脉压力

用简化的伯努利方程,计算心腔间或心腔与大血管间的压差(PG),$\Delta p = 4v_{max}$,v_{max} 为血流峰值速度的平方。心腔压力,例如右室收缩压 $RVSP = \Delta p_{TR} + RAP$,$\Delta p_{TR}$ 为三尖瓣反流峰值速度用伯努利方程计算好右室与右房的压差,RAP 为右房压力。

第七节　频谱多普勒技术的调节

一、脉冲波、连续波多普勒的选择

高速血流(>3 m/s)选用连续波多普勒,较低速血流选用脉冲波多普勒。

二、滤波条件选择

内容从略。

三、速度标尺选择

以上二、三的使用可参考彩色多普勒技术。

四、取样容积大小选择

取样容积(SV)大小选择应小于被检的血管,不能超过血管的内径,在心腔内检查时取样容积也宜选用适当的大小,过大则不能精确地检测瓣口的血流。

五、探头频率选择

低频超声用于检测高速血流,高频超声用于检测低速血流,此外,超声发射频率还与穿透深度有关,高频超声用于检测比较浅表的血流。

六、防止频谱多普勒信号混叠的方法

用高通虑波及高速标尺,可防止因被检测的血流速度过大而出现信号混叠。

七、超声入射角校正

心血管系的检查,超声入射角不能大于 20°;腹部、四肢等的外周血管检查,超声入射角不能大于 60°,必须校正到小于或等于 60°。

第七章

超声造影

第一节 超声造影原理

一、微气泡是超声造影的反射源

在 1970 年就已研究确定微气泡是超声造影的散射回声源,超声造影剂通常以微粒状态存在,已知超声造影剂产生的散射回声强度与超声造影剂微粒的横截面积(m^2)大小成正比。超声造影剂微粒(散射体)横截面积的大小,与发射超声频率高低、造影剂微粒半径大小、造影剂压缩系数高低成正比;与造影剂密度成正比。气体的压缩系数明显大于固体、液体,而密度明显小于固体、液体。因此,如发射超声频率、造影剂微粒半径相同,气体造影剂的横截面积明显大于固体、液体。

二、右心超声造影原理

从末梢静脉注入造影剂,经腔静脉回流到右心房,从右心房进入右心室、肺动脉,这就是右心超声造影。右心超声造影因而不需通过肺循环,对造影剂微气泡大小要求不严格,微气泡直径大于红细胞直径(10 μm)以上的造影剂,如双氧水、二氧化碳气体等均可应用。

三、左心腔及外周血管超声造影原理

与右心超声造影相同,造影的途径也是从末梢静脉,例如肘部的头静脉、贵要静脉等,从末梢静脉注入造影剂后,先完成右心造影,即从末梢静脉经腔静脉进入右心,从右心进入肺动脉,在肺内经肺动脉末梢分支通过肺毛细血管网,再进入肺静脉末梢分支,最后经肺静脉进入左心房、左心室,从左心室经主动脉到外周动脉,从外周动脉末梢分支通过体循环的毛细血管网,再进入体静脉系统,这就是左心腔及外周血管超声造影。因造影剂须通过毛细血管网,所以造影

剂微气泡直径必须小于 10 μm(红细胞直径),双氧水、二氧化碳气体等造影剂不能用于左心腔及外周血管造影,新一代的造影剂,如声振白蛋白溶液(白蛋白包裹空气),利声显(Levovist、SHU 508A)等造影剂的微气泡直径小于 10 μm,可以经末梢静脉达到左心腔及外周血管。

为达到左心腔及外周血管造影的目的,也可以经心导管从主动脉注入造影剂,但这属有创技术,不属于无创技术。

四、心肌超声造影原理

造影途径与左心腔造影相同,从末梢静脉注入造影剂,造影剂经左心进入主动脉,从主动脉进入冠状动脉,再进入冠状动脉在心肌的小分支,这就是心肌造影。因造影剂进入心肌内的冠状动脉小分支,造影剂微气泡的直径必须小于 5~6 μm,声振白蛋白,半乳糖吸附空气造影剂(Levovist)的微气泡直径小于 10 μm,但大于 5~6 μm,不能达到心肌造影;第二代造影剂中的 Optison、SHU 563A、PESDA、Sono Vue 等可用于心肌超声造影。近数年新的超声造影技术如能量多普勒谐波造影,使小于红细胞直径的造影剂微气泡也可以行心肌造影,但更小的微泡行心肌造影的效果好。

第二节　超声造影剂种类

根据超声造影剂的微气泡种类、基质即造影剂中包裹微气泡的物质或作为核心吸附气体的物质的种类,可以分为以下六种。

一、含空气超声造影剂

造影剂的微气泡为空气,常见的如声振白蛋白溶液,所含的微气泡就是由空气构成;Levovist 以半乳糖结晶为微颗粒,吸附空气,外层还有棕榈酸薄膜减慢微气泡在血液中弥散;Sonovist(SHU 563A)是以生物降解剂氰丙烯醛聚合物为薄膜,所包裹的微气泡也是空气,因微气泡直径小于 5 μm,可以用于心肌造影。

二、含二氧化碳气体超声造影剂

造影剂的微气泡为二氧化碳气体,常用的方法是 5% 碳酸氢钠溶液加酸性溶液,例如 5% 维生素 C(pH = 2.0),就可产生二氧化碳微气泡,或用 1% 盐酸、2% 醋酸均可。

二氧化碳微气泡因直径大(> 10 μm),只能用于右心造影。

三、含氧气超声造影剂

常用为双氧水溶液,浓度 3% 的双氧水溶液进入血液后与血液中的过氧化氢酶接触后,释放氧分子气体。氧气体微泡直径也大,只能用于右心造影。

四、含氟碳气体造影剂

氟碳(氟烷)气体作为超声造影剂,始于20世纪90年代。常用的氟碳气体有 C_3F_8、C_3F_{12}、C_5F_8、C_4F_{110}、C_6F_8 等种类。氟碳化合物气体具有气体溶解度高、不溶于液体或溶解度低、分子量大、密度高、惰性大等特性,因此很适于用作造影剂。例如 Optison、BR1、MRX115、AFO150、PESDA、NC100100 等均是以人体白蛋白、脂类、聚合物等包裹氟碳微气泡作为造影剂。或氟碳化合物以乳浊液状态存在,注入人体静脉血管后再气化为很多微气泡,例如 EchoGen(QW 3600)、QW 7437。含氟碳气体的造影剂因微气泡可以小于 5 μm,能用于心肌造影。

五、糖类为基质的超声造影剂

超声造影剂的典型结构是以某些基质作为薄膜,包裹微气泡,或以基质微颗粒作为核心,其外吸附微气泡。糖类可作为超声造影剂微颗粒,例如 Levovist 就是半乳糖作为微颗粒,配成溶液后,经振荡使其有微气泡。

六、人体白蛋白为基质的超声造影剂

人体白蛋白常作为薄膜,包裹微气泡作为超声造影剂,微气泡可以用空气或氟碳气体,例如 Albunex 是人体白蛋白含有空气微泡,FSO 69 是人体白蛋白含有 C_3F_8 微气泡。

七、脂类为基质的超声造影剂

以脂类物质作为包膜,包裹微气泡,包膜很薄,例如 Sono Vue。

八、聚合物为基质的超声造影剂

以聚合物(polymer)作为包裹(包膜)层,核心为微气泡,聚合物较难被破裂,例如 SHU 563A。

第三节 超声造影检查方法

一、超声造影的注射装置

超声造影可以用普通的静脉注射器具进行,也可以用静脉输液设备按输液方法进行,以静

脉点滴法维持静脉输入的通畅，用三通管连接造影剂进行注入。

二、弹丸注射式超声造影方法

弹丸注射式超声造影方法即一次性把造影剂注入静脉，然后尾随生理盐水或5%葡萄糖溶液。

三、连续注射式超声造影方法

连续注射式超声造影方法与静脉输液法结合，目的是使造影剂在血液内维持时间长，但造影剂溶液的浓度一般均减低。

第四节 增强超声造影效果的技术

一、二次谐波成像技术

超声造影剂在超声的作用下，产生振动运动，这种振动运动的频率反应是非线性的，造影剂微气泡的振动频率与发射超声频率一致时，称为谐振（谐频），其产生的反射回声为谐波（谐频）反射，达到谐波反射状态时，造影剂（即散射体）的散射面积比实际几何面积大4倍，这是第一次谐波反射，也称基波反射，除第一次谐波，还可以产生二次、三次、四次……谐波反射，反射回声的强度随谐波次数而逐次减低。二次谐波反射的回声强度虽略低于一次谐波（基波），但是只有造影剂的反射回声，基本不包括解剖结构的回声，而且反射回声频率比发射超声频率高1倍，因此目前利用二次谐波反射成像以增强造影剂的显示。

二、间歇式成像技术

利用心电触发，使超声每隔若干个心动周期才发射一次，目前研究认为每隔3、5、8次心动周期发射一次超声，使造影剂在室壁成像的增强效果最佳。其原理是减少超声发射次数时，造影剂微气泡在被检测区累计的数量多。因此，一旦受到超声的作用，其反射回声比连续发射超声的要明显增强。

三、能量多普勒谐波成像

能量多普勒对低速低流量血流能成像，因此能提高对心肌超声造影显像的敏感性。

四、反向脉冲谐波成像

同时发射两组相位相反的超声(基波),在反射回声时,基波因相位相反而抵消,而谐波相加因而信号更增强。

五、与负荷试验合并使用

负荷试验例如运动负荷、药物负荷,可诱发心肌缺血,心肌缺血区的冠状动脉小分支缺血,而血供正常区的冠状动脉血管扩张、血流加速,这时并用超声造影,除了可观察由负荷试验引起的节段性室壁运动异常外,还可观察运动异常室壁的心肌超声造影灌注异常(不显影或显影差)。因此,心肌缺血的判断可更准确,减少假阳性和假阴性的误判。

第五节 超声造影效果的定量评价

一、目测法

观察室壁的超声造影显影效果,冠状动脉正常时,超声造影可使室壁回声增强,冠状动脉供血不足时,室壁回声强度减弱或消失。这是最常用的方法。

二、灰阶强度测定

用视频强度计或视频密度计,测定室壁回声的灰阶强度,正常与异常的灰阶强度情况,如目测法所述,即心肌缺血的灰阶强度低,心肌血供正常时灰阶强度增强。灰阶强度测定法的优点是可与正常区对比,以数字表示灰阶的强度,可避免目测法的主观性,但影响测值的因素多。

三、背向散射回声强度的视频测定

此法的原理与灰阶测定方法相似,但背向散射的视频测定是对探头接收回来的原始回声信号进行测定,以 dB 为单位,因此其准确性高于目测法及灰阶强度测定法。

第六节　超声造影的临床应用

一、心血管系

观察右向左分流：例如法洛四联症，艾森门格综合征等，即房缺、室缺等产生的肺动脉高压时由于右心压力大于左心压力，因此出现右向左分流。观察右向左分流，用右心超声造影法即可。

左向右分流：用左心造影法，观察到超声造影剂从左心→右心，或主动脉→肺动脉，常用于房缺、室缺、动脉导管未闭等。

左心腔造影或右心造影，可以使心内膜界限清楚，便于取得确定所查结构的解剖属性，以及观察室壁的运动幅度，测量计算心功能。

二、腹部及盆腔器官

腹部及盆腔的脏器，例如肝、胆、脾、肾、前列腺、子宫、卵巢等的正常血流供应，以及脏器有占位性病变时，病变的异常血流，都可以用超声造影检查，超声造影检查的效果明显高于彩色多普勒、能量多普勒技术。

三、浅表器官

超声造影在浅表器官的用途与腹部、盆腔器官相同，主要用于甲状腺、乳腺、腮腺等。但这些器官因位置表浅，用高频的彩色多普勒技术就很容易检查器官的血流，因此应用超声造影较少。

四、外周血管

用左心腔造影方法，可用于检测动脉狭窄、闭塞、动脉及静脉血栓形成等，表现为血管内的造影剂回声呈狭窄的条状，血管闭塞时则无造影剂回声显示，血栓形成时血管内的造影剂呈充盈缺损。

第七节 心肌超声造影的应用

一、检测心肌缺血区

心肌慢性缺血时,心肌的超声造影显示为心肌回声强度减低,可以确定其部位范围。

二、检测心肌梗死区

心肌梗死时,心肌超声造影显示为心肌回声强度明显减低(与正常心肌比较),或缺乏心肌超声造影回声,造影剂显影程度低或不显影,视冠状动脉血栓形成对血管堵塞的程度或原有侧支循环的形成情况而定。

三、检测心肌梗死的危险区

心肌梗死时,心肌坏死部分为危险区,可用心肌超声造影检测。

四、鉴别心肌存活与否

用药物负荷试验,例如多巴酚丁胺低剂量静脉滴注($5\sim10~\mu g/(kg\cdot min)$),可以检测心肌是否存活,心肌超声造影与负荷实验并用,如心肌的造影剂能显影,能更准确判断心肌存活。

五、评价介入治疗疗效

急性心梗用溶栓治疗后,用球囊扩张、斑块旋切、超声消融、支架置入等治疗后,进行心肌超声造影,如心肌能显影,说明冠状动脉狭窄或闭塞以消失,或已明显减轻,心肌血流灌注已明显改善或恢复正常。因此,心肌超声造影可以评价介入治疗的疗效。对冠脉搭桥手术,用心肌超声造影也可以评价其疗效。

六、冠脉血流储备测定

用能使冠脉扩张的药物,例如潘生丁、腺苷等,使冠状动脉扩张、血流加速,可在超声造影时用以测定冠脉血流储备(CFR)。先在静息状态(基础状态)下行心肌超声造影,测量时间—强度曲线下造影剂显影的面积,再从静脉注入小剂量扩张冠状动脉血管的药物,行心肌超声造影,同样地测量时间—强度曲线下造影显影的面积,以后者的面积与前者的面积相比,其比值就是冠脉血流储备(CFR),正常值为 $2.7\sim3.5$。

第八章

心脏解剖与生理

第一节 正常心脏解剖

一、正常心脏位置

心脏位于胸腔中纵隔内,约 2/3 居身体正中平面左侧,1/3 在其右侧。心脏前方大部被肺和胸膜遮盖,后方邻近支气管、食管、迷走神经、主动脉等,两侧与胸膜及肺相邻。

二、心脏瓣膜

房室瓣中左房室间二尖瓣为两个近似三角形的帆状瓣膜,其前瓣较大,后瓣较小。
房室瓣中右房室间的三尖瓣为三个近似三角形的帆状瓣膜,分为前瓣、后瓣、隔瓣。
半月瓣中的主动脉瓣为三个半月形的瓣膜,在前方的为右瓣或称右冠状瓣,在后方的为后瓣或称无冠状瓣,左前方为左瓣或左冠状瓣。
肺动脉瓣为三个半月形瓣膜,两个在前,称为左瓣、右瓣;一个在后,称后瓣。

三、右心房

右心房位于左心房的右前方,右心室的右后上方,壁薄腔大,其前部呈锥形突起,位于主动脉根部,右侧称右心耳。右心房接收上、下静脉的回流血液。

四、左心房

位于心脏的后面,位置高,靠近中线,在右心房的左后侧,后方有食管和胸主动脉。左心房向前突出的部分为左心耳,左心房接收四条肺静脉的回流血液。

五、右心室

位于右心房左前下方,是心脏中最居于前面的部分,右心室壁薄,其横切面呈半月形,整体呈三角锥形,有一束肌肉从室间隔连至前壁前乳头肌跟部,称节制索(moderator)。

六、左心室

位于右心室的左后方,其壁厚,为右心室的2~3倍(9~11 mm),心腔呈圆锥形,心壁主要由心室肌组成。

七、主动脉

起于左心室,向右前方上升,分为升主动脉、主动脉弓、降主动脉三段,降主动脉又分为胸主动脉和腹主动脉。主动脉弓分出无名动脉(头臂干)、左颈总动脉、左锁骨下动脉。

八、肺动脉

主干短而粗,在主动脉起始部的前方,向左上后斜行上升,在肺动脉分叉之后分为左肺动脉、右肺动脉。

九、房间隔

房间隔菲薄,其两侧的心房面为心内膜构成,中间夹以结缔组织,有部分肌束,房间隔的卵圆窝处最薄,主要由结缔组织构成。

十、室间隔

室间隔大部分由心肌组成,较厚,其上部紧邻主动脉口,下方有一小的卵圆形区,较薄,无肌质,称为膜部。

第二节 心动周期

一、等容收缩期(ICT、IVCT)

心室开始等容收缩,房室瓣已关闭,但半月瓣未开放,这段时间即等容收缩期。此阶段心内压急剧上升,心室腔有形状的改变而无容积的改变。行多普勒超声心动图检查时,在心尖五腔心切面图上,取样容积于二尖瓣口左室侧与左室流出道之间,获取主动脉口血流及二尖瓣口血流的多普勒频谱,从二尖瓣口血流多普勒频谱的终止点(A峰终末点)~主动脉口血流的多普勒频谱开始点,即为左室等容收缩期时间,约80 ms。

二、快速射血期

心室收缩使心室压超过主动脉舒张末压,引起半月瓣开放,心室快速射血,血液快速排入大动脉(射血量占80%~85%),心室内血液量急剧减少,但压力仍有升高,升至顶点后持续不变,保持心室血液的排出,动脉压力也急剧升高。从主动脉瓣口血流的多普勒频谱的起点~频谱波峰顶点为此期的时间,约120 ms。

三、减慢射血期

心室收缩力逐渐减弱,射血速度减慢,心室与主动脉压逐渐下降,至心室内压小于大动脉压时,半月瓣关闭,所占时间为130 ms。

四、等容舒张期(IRT、IVRT)

这是心室舒张的开始,半月瓣关闭,房室瓣尚未开放,故无血流充盈,其容积不变。测量方法可参阅等容收缩期,即从主动脉口血液的多普勒频谱结束点~二尖瓣口血流多普勒频谱的开始点,其持续时间即为左室等容舒张期时间,约80 ms。

五、快速舒张期

心室压低于心房压,使房室瓣开放,心房血液大量、快速、急剧流入心室,充盈左室的血液量占全舒张期充盈量的60%~80%。测量方法为从二尖瓣口血流的E峰起点~E峰顶点,约80 ms。

六、减慢舒张期

或称慢速充盈期,此时心室内压升高,房室压差减至最小,对房室瓣有一定的反作用力,房室瓣呈半开闭状态。由于心室内血量的增大及随之而出现的压力升高,使心室充盈变缓慢甚至暂停,所需时间为160 ms。

七、心房收缩期

或称舒张晚期,因心房收缩,使心房内的血液最终充盈至左室内,充盈量为全舒张期的 15%~20%,从二尖瓣口血流多普勒频谱 A 波起点~A 波结束,约为 80 ms。

第三节 心脏泵功能

一、心肌收缩与舒张特性

心肌收缩特性指心脏前负荷、后负荷,心肌收缩性能,心脏泵血能力等这三者之间的关系。

前负荷即肺静脉回左房血量所造成的容量负荷,以左室舒张末容积表达负荷情况(实际上以左室舒张末压力表示)。

后负荷指心室排血到大动脉的阻力,通常也可用压力负荷阻力负荷表示,例如高血压病时后负荷增大。

心肌收缩性能实际上指的是心肌收缩能力,如前后负荷不变,它主要受神经、体液的调节。左室舒张末容积与心肌收缩力有关,根据 Frank-Starling 定律,在正常生理限度内,心肌初长度与心肌收缩力成正比,舒张末容积越大,则心肌初长度越大,心肌收缩力也越大。

心肌舒张特性指心肌的松弛性与顺应性,前者即等容舒张期和快速充盈期心肌纤维能复原到收缩前的长度和张力的能力。顺应性指心室舒张中晚期时,室壁对前负荷变化的适应能力,即对容积-压力改变的适应、调节能力。

二、心搏出量与心排血量

心搏出量(SV)指每次心动周期的排出量,例如左室在每次心动周期排出到主动脉血量即每搏量(SV),正常值为 60~130 ml。

心排血量(CO)为每搏量(SV)乘以心率(HR),即 $CO = SV \times HR$,正常值 4~6 L/min。

三、心脏瓣膜的作用

心脏房室瓣膜开放时,心房血液充盈到心室;半月瓣开放时,心室血液排到大动脉(主动脉、肺动脉)。心瓣膜还有防止血液反流的作用。

第四节　正常心内压与心内血液循环

一、主动脉压与肺动脉压

主动脉压明显高于肺动脉压，正常成人主动脉压为(90~139)mmHg/(60~89)mmHg，肺动脉收缩压为18~30 mmHg，平均压为10~20 mmHg。舒张压为6~12 mmHg。目前高血压的标准为≥140 mmHg/≥90 mmHg。

二、左心室压与右心室压

正常左心室平均舒张末压为0~10 mmHg，收缩压为90~140 mmHg，舒张末压3~12 mmHg。

正常右心室收缩压为18~30 mmHg，舒张末压为2~8 mmHg，平均压为0~5 mmHg。

三、左心房压与右心房压

左心房压正常值平均为4~8 mmHg。

右心房正常值为0~10 mmHg，用超声诊断计算跨瓣压差时，一般按10 mmHg计算。

以上有关主动脉、肺动脉、各房室的压力数据，各作者的报道略有差异，本书所列数据也是参考值。

四、左心血液循环

左心血液循环即体循环或大循环，心室收缩，含氧量多的血经主动脉及其各级分支→全身各部的毛细血管→静脉→上、下腔静脉→右心房。

五、右心血液循环

即肺循环或小循环，体循环回右心房的血→右心室→肺动脉→肺内毛细血管网→肺静脉→左心房→左心室。

第五节 心脏自身血液供应

一、冠状动脉开口位置及形状

左冠状动脉起自主动脉的左后窦,呈椭圆形。
右冠状动脉起自主动脉前窦,呈漏斗状。

二、左冠状动脉主要分支

左冠状动脉的主要分支有:前降支(LAD),左旋支(LD),斜角支(D)。

三、右冠状动脉主要分支

右冠状动脉的主要分支有:心室支、后降支(PD)。

四、冠状动脉在心室壁的分布

在超声诊断上,常按16节段划分室壁,左前降支供应前壁的中段、心尖段,下壁心尖段、侧壁心尖段、室间隔中段、心尖段及前室间隔的中段;左旋支供应后壁基底段、中段、侧壁中段;右冠脉(后降支)供应下壁及室间隔中段,室间隔基底段;左前降支的近端支供应前壁及前室间隔基底段。

五、心肌舒张、收缩与冠脉循环时相特点的关系

心肌收缩时,压迫穿入心肌的冠脉小分支,因此血流减少,减慢甚至暂停;心肌弛张时,冠脉小分支受到的压力减轻以至消失,冠脉血流因此增多。超声多普勒测冠脉血流时,其血流多普勒频谱以舒张期血流占优势。

第九章

正常心脏超声表现

第一节 正常心脏超声切面图

一、胸骨左缘声窗

胸骨左缘声窗可检查心脏长轴切面图、短轴切面图,例如左室长轴图、右室流入道长轴图、右室流出道长轴图、左室心尖短轴图、左室乳头肌短轴图、左室二尖瓣腱索水平短轴图,左室二尖瓣口水平短轴图,左室流出道短轴图、大动脉短轴图(主动脉短轴图)等。

心尖区可检查心尖四心腔图,心尖区五心腔图,心尖区冠状窦五腔图,心尖区左室长轴图,心尖区两心腔图。

二、肋下区(剑下区)声窗

肋下区声窗可检查:剑下区下腔静脉长轴图,剑下四心腔图,剑下五心腔图,剑下右室长轴图,剑下右室流出道长轴图,剑下主动脉短轴图,剑下心房两腔图。

三、胸骨上窝声窗

可检查胸骨上主动脉弓长轴图,胸骨上主动脉弓短轴图,上腔静脉长轴图。

以上各声窗切面图均可同时用彩色多普勒检测。

第二节　正常 M 型超声心动图

一、主动脉根部波群

用胸骨旁左室长轴图为标准切面,使 M 型取样线通过主动脉根部,可显示胸壁、右室流出道前壁、右室流出道、主动脉前壁、主动脉瓣、主动脉后壁、左房腔、左房后壁等 M 型曲线。

二、二尖瓣水平波群

把 M 型取样线移动至二尖瓣前瓣瓣尖处,可显示胸壁、右室前壁、右室腔(部分)、室间隔、左室腔、二尖瓣前瓣、左室后壁等 M 型曲线。如 M 型取样线移至二尖瓣前、后瓣的瓣尖处,则可同时显示二尖瓣前后瓣的 M 型曲线,其后方为左室后壁。

三、心室波群

把 M 型取样线移至二尖瓣腱索水平,可显示胸壁、右室前壁、右室腔(一部分)、室间隔、左室腔、二尖瓣腱索、左室后壁等 M 型曲线。

第三节　心脏正常血流频谱特点

一、二尖瓣

二尖瓣口血流的多普勒频谱特点为从基线向上的窄带脉冲波型,舒张早期(快速舒张期)及舒张末期(心房收缩期)分别有一脉冲波,分别称为 E 峰、A 峰。E 峰 > A 峰。

二、三尖瓣

与二尖瓣相似,但 E 峰、A 峰值均小于二尖瓣。

三、主动脉瓣

从心尖五心腔图检查:主动脉瓣口血流的多普勒频谱为从基线(零位线)向下的负向窄带脉冲波,略呈三角形,收缩期出现,其血流速度大于肺动脉瓣口。

四、肺动脉瓣

从胸骨旁主动脉短轴图检查,肺动脉瓣口血流的多普勒频谱特点与主动脉瓣口的相似,呈窄带状三角形或抛物线形脉冲波,但血流速度小于主动脉瓣口。

五、主动脉

从升主动脉到主动脉弓到降主动脉的血流多普勒频谱特点,如从胸骨上主动脉弓长轴图检查,升主动脉血流的多普勒频谱为正向频谱,降主动脉血流为负向频谱,主动脉弓血流为正向频谱。

六、腔静脉

上下腔静脉为静脉血,其多普勒频谱呈连续的起伏波形,深吸气血流速度增大,深呼气时血流速度减低,受呼吸影响大。

七、肺静脉

肺静脉血流的多普勒频谱为三相波形。收缩期有一个正向脉冲波(S 波),舒张期也有一个正向脉冲波(D 波),心房收缩有一负向脉冲波(AR 波)。

第四节　心脏功能测定

一、心肌收缩功能

常用的测量指标包括
1. 左室短轴缩短率($\Delta D\%$)

$$\Delta D\% = \frac{D_d - D_s}{D_d} \times 100\%$$

2. 平均周径缩短速率(mVCF)

$$\text{mVCF} = \frac{\pi(D_d - D_s)}{\text{ET} \times \pi D_d} = \frac{D_d - D_s}{\text{ET} \times D_d}$$

3. 室壁收缩期增厚率($\Delta T\%$)

$$\Delta T\% = \frac{T_s - T_d}{T_d} \times 100\%$$

二、左心泵功能

常用的容量计算

1. 简化的 Simpson 公式法

$$V = (A_1 + A_2 + A_3)h + \frac{A_4 + h}{2} + \frac{\pi}{6}h^3$$

本公式的原理是把左室分成一系列均匀的片段,每片段大致相近于椭圆圆柱体,其高度(h)即心室长径除以片段数。上述公式是把左室分为3个片段,第4片段为截头椭圆体。

2. 面积长度法

$$V = 8A^2/3\pi L = 0.85A^2/L$$

式中,A 为左心腔横断面面积。

3. 长度-直径公式法

$$V = \frac{\pi}{6} \times L \times D_1 \times D_2$$

4. 每搏量(见前)
5. 心排血量(见前)
6. 心排出指数(CI)

$$CI = CO/BSA(L/m^2)$$

7. 射血分数(EF)

$$SV/V_d \times 100\%$$

三、心肌舒张功能

指心肌松弛性与顺应性,见前述。
常用指标有
左室等容舒张时间(IVRT);
二尖瓣血流的多普勒频谱,E 峰、A 峰、VTI_E、VTI_A、VTI_T、E/A、A/E 等。

四、左心整体舒张功能

也是常用 IVRT、E/A、肺静脉血流速度(例如 S 波 > D 波为异常)、左房大小等指标表达。

第十章

后天获得性心脏病

第一节 心脏瓣膜病

一、二尖瓣病变

1. 二尖瓣狭窄

二尖瓣口面积变小(≤2.5 cm^2),瓣增厚,瓣活动受限,瓣口开放幅度小于2.0 cm,前后瓣同向运动,瓣口血流速度明显升高,E峰大于1.5 m/s,舒张早期瓣口血流平均减速度明显减慢,彩色多普勒在瓣口的左房侧显示有半球形的近端等速区(PISA),左心房明显扩大。常合并左房血栓、房颤,可用二维超声、PISA、压差降半时间、连续方程等方法测算瓣口面积,根据跨瓣压差、瓣口面积可判断狭窄的严重程度。

2. 二尖瓣关闭不全

彩色多普勒显示在收缩期有从左室倒流向左房的血流信号,测反流分数(RF)大于25%~30%,二尖瓣轻—重度增厚,重症者可显示二尖瓣口不能合拢,左心扩大。

3. 二尖瓣赘生物

在二尖瓣上有回声强弱不等的团块状结构,随瓣叶而运动,常在瓣叶的心室面上,有时同时存在瓣的穿孔、撕裂等病变。

4. 二尖瓣脱垂

二尖瓣体在收缩期脱垂向左房方向运动,脱垂的程度超过瓣环连线(水平线)的2~3 mm,用彩色多普勒可能检测到二尖瓣反流。

5. 二尖瓣环钙化

在二尖瓣环及瓣基底部有强回声,呈斑状、团状、重症时呈大片强回声,并向二尖瓣、主动脉瓣扩展,如造成瓣关闭不全,可有相应的所见。

二、主动脉瓣病变

1. 主动脉瓣狭窄

主动脉瓣口血流速度明显升高,可大于 2.5~3.0 m/s,瓣口面积小于 2.0 cm²,瓣口开放幅度小于 15 mm。彩色多普勒显示瓣口有高速射流(jet),左室肥厚;左室收缩压增高,可达 150 mmHg 或以上,跨瓣压差增大,大于 30 mmHg。

2. 主动脉瓣关闭不全

舒张期显示从主动脉口倒流到左室的彩色多普勒血流信号,反流分数大于或等于 25%,主动脉瓣可增厚(增厚程度不等),左室舒张末压升高,左心扩大,二尖瓣叶有舒张期振动运动,左心、主动脉扩大。

3. 主动脉瓣脱垂

主动脉瓣关闭时不能合拢,瓣膜脱向左室流出道,常见为右瓣或后瓣,彩色多普勒可显示有主动脉瓣口反流,流向左室流出道。

4. 主动脉瓣赘生物

与二尖瓣赘生物类似,在瓣膜上有团状、块状、小结节状等各种形状、大小不一的回声,回声强度也多种多样,随瓣膜活动而运动,有时伴有瓣的穿孔、撕裂等病变。

三、肺动脉瓣病变

1. 肺动脉瓣反流

用彩色多普勒在右室流出道于舒张期检出肺动脉反流过来的血流。生理性的多见,风湿性瓣膜病引起的少见,如肺动脉增宽明显,也可有反流出现。

2. 肺动脉瓣赘生物

在瓣上有团、块状回声,随瓣膜的活动而运动。

3. 肺动脉高压

瓣膜在收缩期时可观察到有 2 次或 2 次以上的振动运动,在 M 型上可显示肺动脉瓣曲线上的 a 波消失;瓣开放时呈"V"或"W"字波形,在瓣开放时有高频的振动运动,用三尖瓣反流的峰值血流速度可换算成跨瓣压差(Δp),然后计算肺动脉收缩压

$$PASP = \Delta p_{TR} + RAP$$

RAP 一般按 10 mmHg 计算。

四、三尖瓣病变

后天获得性三尖瓣病变少见,三尖瓣狭窄、关闭不全、瓣膜赘生物、瓣环钙化等的超声检查所见可参考二尖瓣病变有关部分。

第二节　冠状动脉粥样硬化性心脏病（简称冠心病）

一、病理学基础

冠心病的病理基础是动脉硬化。病变主要发生在动脉的内膜层，主要改变是以胆固醇为主的脂质沉积并伴有内膜细胞的增生，形成斑块沉积在动脉内膜上。这种斑块称为动脉粥样硬化斑块，使动脉管腔狭窄甚至闭塞，但闭塞的主要原因是血栓形成。放射线造影显示动脉管腔内径狭窄大于或等于 50% 为冠心病确定诊断的金标准。

冠状动脉闭塞引起急性心肌梗死，发病 2 个月（8 周）内为急性心梗，8 周以上称为陈旧性心肌梗死。急性心梗后，左心室的形态以及功能可发生变化，例如左室扩大、变形、心功能改变等，这些变化称为左室重构。

二、超声检查与诊断

检测左室壁节段性室壁运动异常（RWMA）是超声技术诊断冠心病的主要根据。对心绞痛、急性心梗、陈旧性心梗，超声诊断的主要根据都是 RWMA。在安静状态下检查，用负荷试验（蹬自行车、药物负荷）检查，目的都是观察有无节段性运动异常。

常用 16 节段法观察室壁运动，打分法定量判断室壁运动情况：室壁运动等于或小于 5 mm 为运动减低，2 分；室壁运动小于或等于 2 mm 为运动消失，3 分；矛盾运动为 4 分；有室壁瘤为 5 分；运动正常为 1 分。

急性及陈旧性心肌梗死时的心功能都减退，收缩功能、舒张功能都低下。

急性心梗后，左室可扩大、变形、心功能减退，即出现左室重构，用二维超声及彩色多普勒技术可以检测。

负荷试验可以协助诊断慢性冠状动脉供血不足，低剂量的药物负荷试验可检测心梗后心肌存活。

心肌超声造影可诊断冠心病，心梗的心肌危险区，心梗区部位、大小，以及判断预后，评价治疗效果。

心梗引起的二尖瓣关闭不全，用二维超声及彩色多普勒检测二尖瓣关闭不全的反流，乳头肌有无异常（断裂、缺血引起运动异常，等等）。

三、冠心病合并症

1. 室壁瘤

室壁有局部膨出，局部呈矛盾运动或运动消失、减弱，室壁的局部膨出持续存在，其壁与室壁有连续性。假性室壁瘤为室壁有断裂,血液从断裂处流出,但最外层有心包作为外壁,因此其外壁与室壁不连续。

2. 室间隔穿孔

透壁性心梗时,因局部室壁心肌坏死,出现室间隔穿孔,多发生在室间隔的肌部,其血液动力学表现与先天性心脏病室间隔缺损相同,用二维超声可检出穿孔部位及其大小,用彩色多普勒可检测通过穿孔处的左向右分流,用频谱多普勒可检测分流血流的速度。

3. 附壁血栓

常在心尖部出现血栓,用二维超声可以检测。

第三节 心肌病病理改变及超声表现

一、肥厚性心肌病

1. 本病分两种类型,即肥厚性梗阻型心肌病与肥厚性非梗阻型心肌病或简称为肥厚性心肌病,梗阻型的也称为特发性肥厚性主动脉瓣下狭窄。

2. 病理改变是心肌肥厚,厚度常大于 1.5 cm,室间隔厚度最大,与正常部位心肌厚度之比大于或等于 1.3~1.5。梗阻型的室间隔肥厚常可达 2.0 cm 以上。非梗阻型的也可各个室壁都肥厚,但一般均为室间隔最厚,因心肌肥厚,使左心腔变小,梗阻型的左室流出道明显变窄。肥厚性心肌病还可表现为心尖局部肥厚,称为心尖肥厚型心肌病。

3. 超声诊断

二维超声显示室壁肥厚,尤其室间隔部分,绝对值常大于 1.5 cm,如为梗阻型,左室流出道变窄,其压差也增大,主动脉瓣因左室流出道在收缩中期闭塞而出现瓣膜关闭后又再开放;二尖瓣前瓣可在收缩中期向前运动(SAM),堵塞左室流出道,流出道压差也增大。室间隔厚与左室后壁厚径之比大于 1.3~1.5。除室间隔(尤其室间隔的前上部)肥厚外,其他壁可正常或增厚,肥厚的壁运动可低下,而其他壁代偿增强。因室壁肥厚的部位可把肥厚性心肌病分为心尖肥厚型、前侧壁肥厚型、左室后壁肥厚型、普遍肥厚型等。右室流出道也可因室间隔肥厚部突入而出现狭窄。右室肥厚性心肌病少见。

二、扩张性心肌病

1. 病理改变

心肌纤维组织增多,心室腔明显扩大、房室瓣环扩大、乳头肌伸张,心房扩大、血液动力学呈现慢性进行性心衰的改变。

2. 超声诊断

心腔明显扩大,常为全心扩大,以左心明显,也有单纯左心扩大或右心扩大,但常见全心扩大。室壁运动普遍减低,呈弥漫性减弱,室间隔(其他壁相同)收缩期增厚率减低,心功能减退:SV、CO 变小。

三、限制性心肌病

1. 病理

也称闭塞性心肌病,病理改变为心内膜及心内膜下心肌纤维化并增厚,心内膜厚度可 10 倍于正常心内膜,心室腔缩小,而心房扩大。

2. 超声诊断

显示心内膜增厚,心肌壁厚薄不均,心尖处的心腔狭小甚至闭塞,因而整个心腔变形,长径缩短,三尖瓣常固定于开放位置,增厚、变形,乳头肌、腱索缩短、扭曲,两侧心房增大或以右心增大明显,左房正常或轻一中度增大。二、三尖瓣关闭不全。

心泵功能明显受损,SV、CO、EF(射血分数)均减低。

仅有右心改变为右心型,肺动脉变细;仅有左心室病变者为左心型,肺动脉扩张。

第四节 心包疾病

一、心包积液

二维超声从胸旁、肋下、心尖区均可检查心包积液。常用胸旁左室长轴、短轴切面图检查,在心包腔内显示无回声区即为有心包积液。单纯在前心包区有无回声区不能诊断心包积液,因可能为心包内的脂肪组织,如心包积液量较大,则前后心包都能显示无回声区。在心尖短轴图可以测量心包积液的最大量。

半定量方法:在后方(左室后壁后方心包腔)有小于 10 mm 无回声区,一般积液量小于 100 mL。当无回声区分布于左室后方以及前方、外侧方、心尖部,前方无回声区宽度小于 10 mm 时,心包积液量为 100~500 mL。大量心包积液(指量大于 500 mL),心室后方、前方、外侧、心尖等处都有无回声区,心室前方及后方的无回声区宽度达 10 mm 时,积液量约 800 mL;无回声区宽度 20 mm 时,积液量约 1 250 mL。

二、缩窄性心包炎

超声诊断主要所见有:

(1)心包增厚或伴钙化,心包厚度大于 2 mm 为增厚,回声也增强。但这一指征检出率不很高,而且不易准确测量。

(2)心室趋小、心房趋大,房室交界后角变小,后者指胸旁左室长轴图的左房与左室后壁分界处所形成的夹角变小,原因主要是左房扩大所致,房室沟处常有纤维带或钙化也是重要的因素。此夹角小于150°为异常。

（3）心脏多种结构在舒张期运动异常，因心包增厚、钙化，限制了心室舒张，因此心室充盈受限。例如室间隔在舒张早期向前运动后又向后反跳运动，二尖瓣口血流，肝静脉血流等都有异常的多普勒频谱。由于心室充盈减少，所以心室泵功能也异常，如心排血指数降低。

三、心包肿瘤

心包肿瘤少见，尤其原发性肿瘤，恶性肿瘤心包转移较心包原发肿瘤多见。

在心包上可显示有积液、心包粘连，肿瘤在心包脏层或壁层上呈团块状回声，形状不规则，单发或多个。心包上的恶性肿瘤常伴有血性心包积液。

第五节 心脏肿瘤

一、病理学基础

心脏肿瘤发生率低。

按部位可分为向心腔内生长的肿瘤，侵犯心肌的肿瘤，侵犯心包的肿瘤（见第四节）。

从病理分类，良性肿瘤有黏液瘤（最多见）、脂肪瘤、横纹肌瘤、畸胎瘤、平滑肌瘤、纤维瘤、血管瘤，等等；恶性肿瘤有血管肉瘤、横纹肌肉瘤、恶性间皮瘤、淋巴肉瘤，等等。

二、超声诊断

心腔内黏液瘤最多见，其发生率依次为左房、右房、右室、左室。也可为多发性，即两个以上心腔都有肿瘤，或一个心腔内有两个以上的肿瘤。常有粗细不等、长短不一的蒂，心房黏液瘤的蒂多位于房间隔卵圆窝附近。因黏液瘤易有碎片脱落，产生体循环栓塞例如脑的栓塞，所以应及早手术。

超声显示为团块回声，轮廓清晰，回声强度不等，也可呈分叶状，可随心动周期而有较明显的活动，例如左心房的黏液瘤在舒张期突入到左心室，收缩期又退回左房内。

心室壁的肿瘤，例如横纹肌瘤使室壁明显增厚，无活动性或活动性很小。

心外肿瘤如侵到心脏，在心脏最外层（例如心包的壁层）有团块状回声。

心内血栓多在心尖部，无活动性。但如血栓在心房内，又有较大活动性，有时鉴别困难。

第十一章

先天性心脏病

第一节 先天性心脏病(左向右分流)

一、房间隔缺损

1. 病理

继发孔房缺的部位:中心型在卵圆孔处,最多见,缺损一般较大;下腔型在下腔静脉入口处,即房间隔后下方;上腔型位于房间隔后上方,与上腔静入口相连;混合型即兼有两种以上类型的大缺损。

2. 超声诊断

二维超声显示房间隔中断,以肋下心房两腔图的显示最准确,其他切面图需注意假阳性。彩色多普勒显示血流信号从左房经中断处(缺损)流向右房,这是最准确的诊断依据。频谱多普勒显示持续双期(收缩晚期、舒张早期)的血流频谱。上腔型缺损拉于房间隔顶部,与中心型可鉴别。心房扩大,肺动脉增宽。

二、室间隔缺损

1. 病理

常发生在膜部及膜周围区,可分为单纯膜部,嵴下型、隔瓣下型,嵴内型、干下型等,室间隔肌部也可有缺损,但少见。

2. 超声诊断

二维检出室间隔中断,从多个切面图均可检出,胸旁左室长轴图、胸旁大动脉(主动脉)短轴图、心尖五心腔图、肋下右室流出道长轴图检出的缺损较准确,彩色多普勒显示从左室缺损处到右室的血流信号,是确诊的方法。频谱多普勒测定的分流血流速度一般均可达 3 m/s 以上,只在收缩期出现,左室、右室扩大,肺动脉增宽。干下型缺损可显示在肺动脉瓣下方;隔瓣下型缺损可显示在三尖瓣隔瓣下方或其附近。胸旁左室长轴图显示的缺损多为嵴下型或嵴内型。

三、动脉导管未闭

1. 病理

未闭的动脉导管位于主动脉峡部与左肺动脉根部之间,可分为管型、漏斗型、窗型。

2. 超声诊断

二维超声显示左肺动脉与降主动脉(斜切面图)之间有一管道相连,彩色多普勒显示有分流血流从降主动脉流向肺动脉,双期分流,舒张期明显。分流血流速度高。从胸骨上主动脉弓长轴图于锁骨下动脉对侧或略下方处显示管壁回声失落,并有管道相通,也是动脉导管未闭。左心尤其在心房扩大,肺动脉增宽。

四、主动脉窦瘤破裂

1. 病理

主动脉窦(瓦氏窦)扩大呈瘤状,破裂向右路流出道、右室、右房。

2. 超声诊断

二维超声可检出窦瘤及其破口,彩色多普勒可检出从窦瘤向右室、右房的分流血流,分流血流为双期,舒张期有分流是窦瘤破裂的特异性表现,并据此可与室缺鉴别。同时有房室腔扩大,例如右窦常破向右室流出道或右房、右室,无冠状窦常破向右房。肺动脉增宽,常合并主动脉瓣关闭不全。

五、冠状动脉瘘

1. 病理

冠状动脉的主干或分支与心腔连接,即为冠状动脉瘘。右冠状动脉多见,常有冠脉扩大、扭曲,引流入右室最多,其次为右房。

2. 超声诊断

二维超声可显示冠状动脉的起始部位呈瘤样扩张,但冠状动脉如何走行到被引流的心室或心房则不易显示,一般可显示其异常走行的一部分。用彩色多普勒显示心腔内有异常的高速血流,来自心腔壁的某处,而且呈以舒张期为主的双期血流,结合二维显示的异常走行的冠状动脉,可以确定诊断。

六、永存动脉干

1. 病理

在胚胎发育期,动脉干不产生分隔,直接骑跨于室间隔上。缺乏独立的肺动脉干,只有一个大的动脉干,此动脉干解剖形态与主动脉相同,肺动脉主干或左、右肺动脉从动脉干起源,因起源的位置不同,还可分为四型。

2. 超声诊断

只显示一动脉干,不能区分主动脉与肺动脉,另有一大血管从动脉干起源。动脉干骑跨于室间隔上,室间隔有缺损。诊断本病必须注意从各个切面图都不能显示肺动脉,只有一大的动脉干存在,才能考虑本病的可能性。

七、主动脉-肺动脉间隔缺损

1. 病理

主动脉根部与肺动脉之间的间隔缺损,形成两大血管互相连通,可分为近端型、远端型及完全缺损型。

2. 超声诊断

在胸旁主动脉根部短轴图上,可显示主动脉的间隔缺乏,彩色多普勒显示血流从主动脉向肺动脉分流,左心扩大明显,也可全心扩大。

第二节 先天性心脏病合并肺动脉高压

一、瓣膜反流计算肺动脉压法

三尖瓣口反流血流峰值速度按简化的 Bernoulli(伯努利)公式计算跨瓣压差(Δp)

$$\Delta p = 4 v_{max}^2$$

Δp 代表右房、室间的压差,已知右室收缩压≈肺动脉收缩压,因此,右室收缩压(RVSP)的计算如下:

$$RVSP = \Delta p_{TR} + RAP(右房压)$$

RAP 一般以 10 mmHg 计算。

二、根据异常分流计算肺动脉压法

室间隔缺损时,左向右分流的峰值速度换算压差(Δp)代表两心室的压差。

$$\Delta p_{VSD} = LVSP - RVSP$$

LVSP(左室收缩压)已知≈主动脉收缩压(AOSP),即 SBP,因此计算 RVSP(≈PASP)的公式如下:

$$PASP = SBP - \Delta p_{VSD}$$

以上两种计算法须注意当肺动脉本身的收缩期血流速度大于 1m/s 时,计算时需减去肺动脉血流速度换算的压差 Δp。

三、肺动脉高压的肺动脉血流频谱的主要特点

1. 肺动脉血流加速时间（ACT）缩短，正常值 80～120 ms，肺动脉高压（PH）时 ACT<80 ms。
2. 射血前期时间（PEP）延长。
3. 右室射血时间（RVET）缩短，正常值 300～400 ms。
4. ACT/RVET 比值缩短，PH 时，小于 0.2。
5. ACT/RPEP 比值缩短，PH 时，小于 0.9。
6. RPEP/RVET 比值增大，PH 时，大于 0.35。

根据以上情况，肺动脉高压时其血流的多普勒频谱呈匕首状，即频谱开始时的加速度很快，呈近似垂直的直线，达峰值后因射血时间缩短，波峰斜向后，短时间即迅速降至零位。

第三节 先天性瓣膜病

一、三尖瓣下移畸形

1. 病理

三尖瓣的隔瓣或后瓣远离瓣环位置，向心尖方向移动，前瓣位置不变，但增宽变长呈帆状。因瓣膜下移，使右心室分化为房化右室和功能右室，因瓣关闭不全，右房容积增大，与房化的右室连成巨大的右房腔。

2. 超声诊断

二维显示三尖瓣隔瓣或后瓣下移，以隔瓣下移为例，下移程度必须大于 1 cm。右房巨大，而功能右室小。三尖瓣前瓣巨大，彩色多普勒可显示明显的三尖瓣反流。

二、三尖瓣闭锁

1. 病理

三尖瓣发育不全，由心肌组织形成隔膜，封闭瓣口，右房与右室不交通，同时合并房缺、室缺等畸形。

2. 超声诊断

二维超声从各个切面均不能显示三尖瓣有正常的开放、关闭活动，瓣环处只显示一略有活动的带状回声。同时可有房缺、室缺等相应的超声所见。

三、肺动脉瓣狭窄

1. 病理

常见为三个瓣叶交界融合成隔膜状，呈圆锥状或圆顶状向肺动脉突出。顶端有 2~3 mm 小孔，瓣膜不增厚；另一类型为肺动脉瓣明显增厚、短小，瓣膜边缘增厚、不规则，瓣口直径 5~10 mm。

2. 超声诊断

显示肺动脉瓣增厚，开放活动小，或瓣膜虽不增厚，但瓣口小。频谱多普勒显示肺动脉血流速度明显加快，可达 5 m/s 以上。肺动脉瓣狭窄使右室压力负荷加重，因此右室肥厚。M 型示肺动脉瓣曲线的 a 波加深，大于 7 mm。

四、肺动脉瓣下狭窄

1. 病理

右室漏斗部狭窄可分为两种：隔膜型狭窄，位于漏斗部下部；肥厚型狭窄，成梭型狭窄。

2. 超声诊断

二维超声对隔膜型狭窄可在右室流出道内显示细线状回声，使流出道处变窄；肥厚型狭窄可见流出道呈环型肥厚，壁束及隔束均明显增厚。频谱多普勒测流出道血流速度明显加快。右室明显肥厚，右室腔因此变小。

五、主动脉瓣狭窄

1. 病理

主动脉瓣先天性狭窄常由于瓣畸形，瓣交界处融合，瓣环小。常见二瓣、四瓣畸形，三瓣也可畸形。如为单瓣畸形，则瓣膜呈拱顶状，瓣口小。

2. 超声诊断

可参阅后天获得性心瓣膜病中的有关内容。瓣呈单瓣、二瓣、三瓣、四瓣畸形的形态学改变，二维超声可显示。

六、主动脉瓣下狭窄

1. 病理

隔膜型为瓣下 1 cm 左右处有一纤维隔膜，其中心有小孔；隧道型为隔膜型狭窄合并环型肌肥厚。

2. 超声诊断

二维超声可显示主动脉瓣下有细线状回声，即隔膜型狭窄；如瓣下 1~3 cm 处在左室流出道前缘及后缘有弓状向心腔突起的回声,即为隧道型狭窄。彩色多普勒可显示主动脉瓣口有高速射流信号,从频谱多普勒的取样容积位置可判断出是瓣下狭窄。

七、左侧三房心

1. 病理

左房分为两部分,有一纤维薄膜把左房分成真性左房(近侧左房)与副房(远侧左房)。肺静脉完全回流到左房或不完全回流到左房,左房两部分可相交通或不交通。常合并房缺。

2. 超声诊断

在不同的切面图可显示左房内有一线状或条状回声,把左房分为两部分。如有房缺,可见房缺的超声所见。

第四节 先天性大血管疾病

一、马凡综合征

1. 病理

主要所见为主动脉根部呈瘤样扩张,直径可达6~7 cm,也可形成夹层动脉瘤,瓣环扩大,主动脉瓣关闭不全。

2. 超声诊断

主动脉根部瘤样扩张,常达6 cm以上,伴有明显主动脉瓣关闭不全,马凡综合征呈夹层动脉瘤的不多见。

二、主动脉缩窄

1. 病理

多发生在主动脉的峡部,内径缩窄至2~5 mm,长约1 cm。也可发生在其他部位。

2. 超声诊断

从胸骨上主动脉弓长轴图可显示主动脉的峡部狭窄。

三、主动脉弓离断

1. 病理

升主动脉与主动脉弓及降主动脉之间没有连接,左室与发育不良的升主动脉连接,而右室通过未闭的动脉导管与降主动脉连接,因主动脉弓离断部位的不同,还可分为三种不同的类型。

2. 超声诊断

从胸骨上主动脉弓长轴图检查,显示升主动脉、主动脉弓一部分(分支出无名动脉处),其后就与降主动脉中断,无血流相通。

四、完全性肺静脉畸形引流

1. 病理

四支肺静脉均不与左房连接。因其引流部位(引流入右房)不同而分为心上型、心内型、心下型,四支肺静脉常合成肺总静脉,然后经无名静脉或上腔静脉或冠状窦或门静脉或下腔静脉回流右房,或直接回流到右房。

2. 超声诊断

不能显示肺静脉进入左房,而在左房后方显示一公共肺静脉干,此公共干直接进入右房或冠状静脉窦扩大,公共干的血流流入冠状静脉瘘。常合并房间隔缺损,左上腔静脉。心上型、心下型较难检查。

五、冠状动脉异常起源

1. 病理

以左冠状动脉起源于肺动脉者多见,左冠状动脉扩张,管壁变薄,右冠状动脉扩张弯曲。左冠状动脉的血流是从右冠状动脉经侧支循环逆流而来,通过左冠状动脉引流入肺动脉,造成肺动脉水平的分流。心肌灌注血流因此减少,引起心肌缺血。

2. 超声诊断

本病诊断较难。可显示右冠状动脉明显扩张及弯曲,左冠状动脉也可扩张,肺动脉增宽,在肺动脉内有分流血流(从左冠状动脉分流而来)。由于心肌缺血,可有节段性室壁运动异常。

第五节 先天性心脏病复杂畸形

一、法洛四联症

1. 病理

主动脉骑跨,肺动脉狭窄(瓣狭窄、主肺动脉狭窄、漏斗部狭窄均可属本病的肺动脉狭窄);室缺,多为嵴下型,右室肥厚。

2. 超声诊断

二维超声显示主动脉增宽、上移,骑跨于室间隔上;肺动脉显示瓣口狭窄及/或漏斗部狭窄,或主肺动脉狭窄;室间隔缺损,缺损位置高;右室壁增厚,从肋下四心腔检查最易显示。此外,左室变小。彩色多普勒可显示在心室水平有右向左分流或双向分流。

二、心内膜垫缺损

1. 病理

心内膜垫参与形成室间隔上部与房间隔的膜部以及二、三尖瓣和腱索的发育。因此,原发孔房缺(房间隔的下段)及室间隔缺损同时存在,融合成为一大缺损,为完全型心内膜垫缺损。只有原发孔缺损称为部分型心内膜垫缺损,同时常有房室瓣畸形,例如二尖瓣前瓣裂、三尖瓣闭锁等。完全型心内膜垫缺损还合并公共前、后瓣,即不能区分二、三尖瓣,根据前后共瓣的形态及其腱索附着位置,可把完全型心内膜垫缺损分为三个亚型。

2. 超声检查

显示房间隔、室间隔缺损合并成一大的房、室间隔缺损,不能分辨出两副房室瓣,只有房室间的前、后尖瓣。部分型心内膜垫缺损则显示原发孔房缺及房室瓣畸形,例如二尖瓣前叶裂或三尖瓣缺如、闭锁等。

三、大动脉转位

1. 完全型大动脉转位

超声可检出心房正位,即心房位置不变;心室右祥,即心室位置不变,但主动脉位于肺动脉右前方(正常时为主动脉位于肺动脉右后方),即肺动脉位于左后,主动脉与右心室连接,合并室间隔缺损。这是完全型大动脉转位。

超声检出肺动脉位于左后与解剖右室连接,主动脉位于右前,与解剖右室连接,室间隔中断,肺动脉常有狭窄。多普勒技术检测到室水平双向分流,肺动脉血流速度增快。

2. 矫正型大动脉转位

心房与大动脉均转位,但心室位置正常,大动脉与心房的连接关系正常;心房与大动脉连接关系正常,但心室转位。不一定合并室间隔缺损。超声检出心房反位,大动脉右转位,心室右祥;或心房正位,主动脉在主肺动脉左侧,心室左祥;这两种类型的大动脉与心房的连接关系都正常,如有室间隔缺损,用多普勒可检出室水平的左向右分流。

四、右室双出口

1. 病理

主动脉骑跨,室间隔缺损,主动脉右移至与右室连接,右室增大、肥厚。

2. 超声诊断

主动脉骑跨明显,骑跨程度达 80% 以上,显示两大血管均与右心室连接,同时有大的室缺,右室扩大及肥厚。

五、单心室

1. 病理

室间隔缺如,左、右心室融合为一个心室,实际上这共同心室是一个扩大的左室,伴随有一个小的漏斗部(流出腔),肺动脉从此起源,主动脉与实际的左室连接,常伴有大动脉转位。根据其解剖特征,单心室可分为四种类型。

2. 超声诊断

二维超声不能显示室间隔,或只显示残端,只有一个巨大的心室;有前后两组房室瓣。

第六节 心脏位置异常

一、镜面右位心

心尖在右胸腔,心房反位,心室左袢,主动脉与左室、肺动脉与右室连接。

二、单发右位心

即右旋心,心尖在右胸腔,心房、心室位置正常,大血管的连接关系正常。

三、单发左位心

即左旋心,心尖在左胸腔,心房反位,心室左袢,主动脉与左室连接,肺动脉与右室连接。

四、胸外心脏

心脏位于胸外,分为裸露型和被覆型。前者心脏完全位于体外,心包完全缺如,无皮肤覆盖;后者则有心包,心包完整或部分缺如,有薄层半透明皮肤覆盖。

第十二章

消化系

第一节 肝 脏

一、肝脏解剖

肝脏是人体中最大的实质脏器,呈楔形,主要位于右上腹,并延达左上腹。其上界与右锁骨中线第5前肋的上缘相齐,下界与右季肋缘相齐。肝的上面与膈肌相附,称为膈面,下面为脏面。肝的膈面附有镰状韧带,将肝分成左、右两叶。脏面有H形的两条纵沟和一条横沟。右纵沟由前部的胆囊和后部的下腔静脉窝组成,肝静脉在下腔静脉窝后上端注入下腔静脉,即为第二肝门所在。左纵沟前部是肝圆韧带,后部是静脉韧带。横沟为第一肝门部位,有门静脉、肝动脉和胆管通过。

叶段解剖:解剖学上肝脏被分成左叶、右叶;右叶进一步分为右前叶与右后叶,左叶进一步分为左内叶及左外叶。目前在临床较常用的是 Couinaud 8 段分段法(图12-1)。肝正中裂将肝内部分为左右两叶,中肝静脉走行于肝正中裂的后半部。尾状叶位于有右叶后上部。门脉左支水平部将尾状叶与左内叶分开,静脉韧带将尾状叶与左外叶分开。右叶间裂将肝右叶分为右前叶和右后叶。右肝静脉走行于此裂隙内,左叶间裂将左叶分为左内叶和左外叶,左肝静脉、肝圆韧带及门脉左支矢状部位于此裂隙内。

肝静脉:大多数人有3条主要肝静脉——左、中、右汇入下腔静脉。中肝静脉是左右叶分界的标志,左肝静脉是左内叶与左外叶分界的标志,右肝静脉是右前叶与右后叶分界的标志。肝静脉没有静脉瓣。

门静脉及胆管:门静脉在肝门处分为左支和右支。门脉左支先向左行后转向前方,分成横部、角部、矢状部及囊部,并分出左外叶上段支、左外叶下段支及左内叶支等主要分支,在肝内形成"工"字形结构。门脉右支较短,入肝后进一步分为右后叶支和右前叶支,右后叶支又分为上、下段支。胆管在肝内走行大体与门静脉一致。左内叶肝管和左外叶肝管汇合成左肝管。右前叶肝管与右后叶肝管汇合成右肝管。左、右肝管在肝门处汇合成肝总管并延续为胆总管,胆总管在肝外常位于门静脉主干中上段右前方。

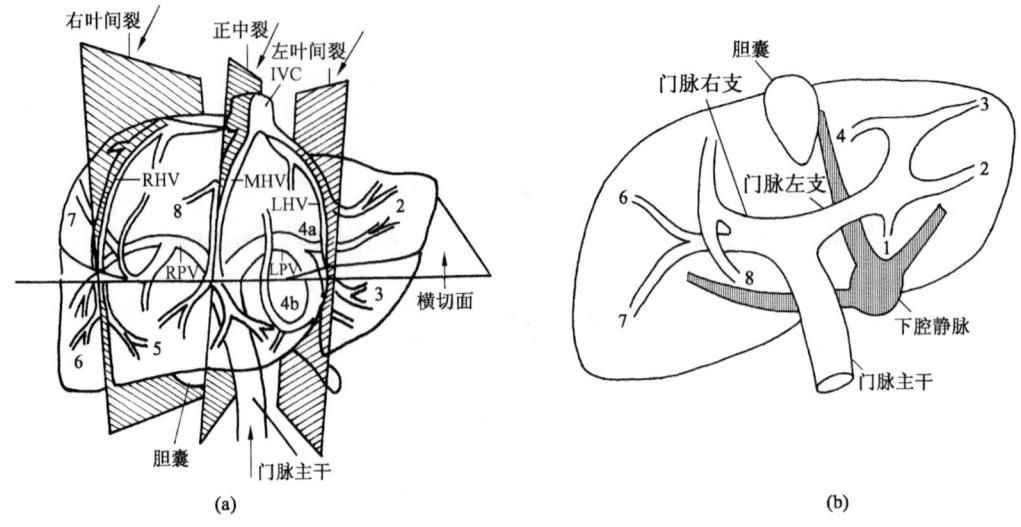

图 12-1　Couinaud's 分段解剖

(a) 肝脏的分段按顺时针记录。肝脏被 RHV、MHV、LHV 3 条肝静脉分成 3 个纵断面。横切面是由连接门静脉左右支所在的平面确立的,但 1 段尾叶未显示;

(b) 显示门静脉分支与肝脏分段的关系。肝脏的分段呈逆时针旋转。1 段为尾叶。2～4 段为沿门静脉左支分支的上部,5 段和 8 段位于门静脉右支的前部,6 段、7 段位于门静脉右支的后部。阴影区为 3 条肝静脉和下腔静脉。

[更改自 McCahan JP 和 Goldberg BB 主编的《超声诊断》]

二、检查方法及正常肝脏的超声表现

1. 检查方法

检查前病人一般禁食 8～12 h。体位通常采用仰卧位、左侧卧位或右前斜位。扫查顺序一般按剑突下扫查、右肋缘下扫查、右肋间扫查及右腋部扫查。扫查过程中应注意对肝脏扫查切面进行连续横断、纵断扫查。探头应在扫查区做连续的滑动,避免跳跃式检查。

2. 正常肝脏超声表现

在上腹部纵切扫查,肝脏呈类三角形,横断或肋缘下斜切时,显示为以肝门为中心的类扇形图像。肝脏的厚度在左肋缘处肝左叶小于 5 cm,右锁骨中线处肝右叶一般不大于 13 cm。肝脏的长度随身高、体型的不同有差异。正常肝实质呈稍低的细小点状回声,分布均匀。一般而言,肝实质回声比肾实质稍强、比胰腺稍弱或相似。

肝内门静脉沿肝脏长轴走行,近第一肝门处较粗,剑突下斜切面可显示门静脉左支横部、矢状部、囊部,并能见到其左内叶支、左外叶上段支、左外叶下段支呈"工"字形分布。胆管伴行于门静脉左右支的腹侧。

于剑突下或右肋缘下向肝膈面斜断扫查,可见左、中、右三支肝静脉呈放射状汇集于第二肝门,与门静脉支垂直交叉分布,由于其不在一个平面上,故难以同时显示。肝右静脉走行于右叶间裂内,是肝右前叶与右后叶的分界标志。肝中静脉将肝脏分为左叶和右叶。肝左静脉近端与门静脉左支矢状段是识别肝左外叶与左内叶的标志,门静脉左支横段是识别肝左叶与尾状叶的标志。

三、肝脏弥漫性病变

1. 急性病毒性肝炎

肝脏肿大但肝缘可正常,表面光滑,实质回声减低,后方回声轻度增强。胆囊缩小,胆囊壁增厚,充盈不佳或充满弱至中等的点状回声。脾脏一般不大。重症肝炎急性肝萎缩,肝脏缩小,初期肝实质可呈均匀、细小的强回声。后期约1/3的病例表现为不规则的强、弱相间回声,肝静脉细小,门静脉多呈扩张。胆囊缩小,充盈不佳。脾脏肿大,可见少量腹水。

2. 肝硬化

肝形态失常,常见右叶缩小,左叶和尾叶增大,严重者肝门右移,肝表面不平整,边缘变圆钝。肝实质回声弥漫增强、增粗、不均,可呈结节状改变,但不同于肿瘤,结节无明确边界。肝内正常纹理结构紊乱,肝静脉可完全不显示或成弯曲状,管腔变窄。门静脉主干和左右支可有扩张,肝硬化严重者,则门静脉左支增宽。门静脉管腔内可见实性充填的栓子。因门脉高压,可出现脾肿大、门脉系统血管扩张、侧支循环及腹水。彩色多普勒检查,门静脉内血流速度减慢,可呈双向血流或因血栓而呈充盈缺损。肝动脉因代偿而血流增加、流速增高。侧支循环内显示血流信号。

3. 血吸虫病肝脏

早期或轻度感染的血吸虫病肝脏超声可无异常表现。慢性血吸虫病肝脏可肿大、缩小或不规则。通常左叶增大,右叶萎缩。肝被膜增厚,欠平整。肝实质回声呈网格状、鱼鳞状结构。大量纤维结缔组织增生形成网格状强回声细带,把肝组织分割为不规则小区或结节,肝内常见钙化强回声斑块或斑点,后伴声影。肝内门静脉分支管腔狭窄,壁增厚,回声增强,细小分支过度显示。彩色多普勒可显示门静脉、肝静脉血管走行迂曲,部分变细、狭窄,当合并门脉高压时可出现门脉高压的相应多普勒频谱改变。

4. 脂肪肝

分为弥漫型和非均匀型。前者肝脏弥漫性增大,表面平整,边缘变钝。实质回声细密、增强,深部回声减弱,脂肪浸润严重的患者,即使增益开到最大,也不能显示远场肝脏。肝内管道显示模糊或不显示。非均匀型脂肪肝,因脂肪浸润程度不同而表现差异较大。早期,小片肝实质浸润时,呈强回声结节,形态不规则。随着浸润范围的扩张,可呈现以肝裂为分界的肝叶段强回声改变。到后期,整个肝脏几乎被脂肪浸润,回声增强,残存小片相对正常肝组织表现为弱回声区,边界清楚,无占位效应,较小时可呈圆形,较大时形状多不规整,常见分布于胆囊床旁、门脉左支及肝右叶包膜下等区域。

四、肝脏含液性病变

1. 肝囊肿

肝囊肿被认为是起源于肝内迷走的胆管,囊壁光滑,内衬上皮层。囊液澄清可略含胆汁。声像图表现囊肿呈圆形或椭圆形,囊壁回声纤细而光滑,后方回声明显增强,侧方声影内收,内部一般呈无回声区。较小的囊肿仅显示前后壁亮线而侧壁不清。位于非聚焦带的小囊肿,液性暗区可不显示,但其后方出现明显的长条状强回声带。当囊内有出血、感染、脱落的上皮细胞或胆固醇颗粒时,其内出现回声点。注意与实性肿块鉴别。

2. 多囊肝

一般认为,多囊肝是由迷路的胆管扩张而成,囊肿数目和大小差异较大。囊肿可弥散于全肝或密集于一叶,多合并肾囊肿。囊壁较薄,囊液澄清透明,一般不含胆汁。声像图表现肝脏弥漫性肿大,表面不规则。囊肿大小不一,弥漫整个肝脏,囊壁线明亮而光滑,囊腔透声好。囊肿之间的肝实质回声较强。密集的小囊肿表现为强回声区。常合并有多囊肾。本病须与肝内胆管扩张症鉴别。

3. 肝脓肿

可分为细菌性及阿米巴两类。

细菌性肝脓肿表现为:①肝脏常肿大,膈肌运动受限,可并发右侧胸腔积液或膈下积脓。②脓肿单发或多发,呈圆形、椭圆形。③囊壁多数较厚,内缘不整齐,与肝实质分界不清,少数边界模糊。④根据液化程度的不同,脓腔可呈弱回声、等回声或强回声,分布不均匀。⑤病灶后方回声显著增强。⑥脓腔内可出现气体强回声团。⑦脓肿早期,液化不明显时,病变区呈实性回声或强回声,边缘可出现弱回声带,后方回声可轻度增强。动态观察,可与实性肿块鉴别。

阿米巴肝脓肿超声表现有以下特点:①脓腔一般较大,多位于肝的边缘部。②提高增益,脓腔内呈现细小、均匀的弱回声点。③脓肿后方回声仅轻度增强。④脓肿壁较不清楚。⑤病变区肝脏局部肿大明显。

4. 肝包虫病

包虫病(hydatid disease)分为单房型棘球蚴病和多房型棘球蚴病。前者又称为棘球蚴病或包虫囊肿,临床较为常见,是由细粒球绦虫的虫卵感染所致。后者又称泡球蚴病,是一少见的寄生虫病。均由其虫卵在肝内发育而成。

肝包虫囊肿声像图表现为以下五分型:

1型 囊壁增厚呈双层,母囊内有数目不定、大小不等的小囊,可呈蜂窝状或车轮状聚集在母囊内。常见小子囊在囊液中漂游、底部见囊砂回声。

2型 边界清楚的单发囊肿,内无小囊。囊壁的厚薄与病程有关。偶见内囊膜分离,在囊液中漂浮,完全分离时,表现为"水百合花"图像。

3型 肝内见多个囊肿,为多发包虫或外生性子囊而成。囊壁及囊内回声随病程长短而表现不同。

4型 包虫感染的脓液与蜕变的子囊等混杂而成。表现为形态不规、回声不均的团块,局部可有液性暗区及钙化的强回声团。

5型 包虫子囊退化、囊液吸收后,表现为强回声团,边界清楚,似实性肿块,可见钙化灶。

五、肝脏良性实性占位病变

1. 肝血管瘤

是肝脏最常见的良性肿瘤。可分为四型:海绵状血管瘤、硬化性血管瘤、血管内皮细胞瘤及毛细血管瘤。其中以海绵状血管瘤最为常见,其声像图特征如下:瘤体可呈强回声、弱回声和混合回声,以强回声型多见。根据肿瘤大小表现有所不同。直径小于 2 cm 的小血管瘤多呈圆形或椭圆形的致密强回声结节,境界极为分明。直径在 2~4 cm 的血管瘤亦多为强回声型,但在肿块内可见虫蚀状的小弱回声区。大于 4 cm 的血管瘤多为混合回声,呈椭圆形或多边形,边界多较清楚。剑突下巨大的血管瘤探头加压后可有压缩变形。弱回声型血管瘤少见,其周边的强回声带是其重要特征。脂肪肝中的血管瘤亦可呈弱回声。血管瘤无肿瘤周边的弱回声晕,边缘不光滑,多数强回声型血管瘤后方回声不增强。

2. 肝腺瘤

肝脏腺瘤为较少见的肝脏良性肿瘤。按细胞学可将腺瘤分为肝细胞腺瘤、胆管细胞腺瘤和混合腺瘤三种。其中以肝细胞腺瘤多见。没有包膜的腺瘤和囊腺瘤可以恶变。声像图所见:圆形或椭圆形实性肿块,边界清楚、光整,内部回声常较正常肝实质增强且不均匀。合并出血、坏死时,肿块内可见形态不规则的液性暗区。亦可见弱回声型或混合型表现。

3. 肝脏局灶性结节性增生

为瘤样病变,但不是肿瘤,也不会恶变。病灶由成熟的肝细胞、Kupffer 细胞、胆管细胞组成。周围有薄纤维包膜,其内有纤维性隔带及瘢痕,内部血管结构异常,常见较粗而迂曲的营养血管进入肿块中心部。肿块边界清楚,呈多结节融合状,以等回声或弱回声多见。典型者中心常有强回声瘢痕及其向周围延伸的隔带,内有较多血管和小胆管,肿块内彩色多普勒有时能探及呈放射状分布的血流信号。

4. 炎性假瘤

炎性增生而形成的肿瘤样团块含有大量炎症细胞、增生纤维组织和小血管,病变中央常有坏死。陈旧性病变内可有钙化灶。声像图所见:病变呈圆形或类圆形,境界清楚。组织充血、炎细胞浸润时,呈均匀低回声;当发生大片坏死并有纤维组织增生时,病变区呈不均匀性低回声区。纤维结缔组织明显增生并钙化时,病变呈中等不均匀回声或强回声伴钙化。

六、肝脏恶性肿瘤

1. 原发性肝癌

原发性肝癌根据大体形态,通常分为三型:巨块型,直径一般在 5 cm 以上;结节型,可单个结节或多个结节;弥漫型,许多小的癌结节弥散分布,呈浸润性生长,多伴肝硬化,从组织学类型可分为肝细胞型肝癌、胆管细胞型肝癌和混合型肝癌三类。声像图表现如下:

（1）巨块型　肝内巨大的实性肿块，呈圆形、椭圆形或分叶状，边缘有弱回声带，一般与肝实质分界清楚。肿块多呈不均匀的强回声，多呈"块中块"表现。癌肿局部向外浸润时，周围的弱回声带变得模糊甚至中断不清。彩色多普勒一般显示肿块内血供丰富，频谱多普勒一般表现为丰富的动脉样血流信号。较粗大的血管多为高速动脉血流，瘤内点状血流多表现为低速、低阻血流，部分可显示瘤内门静脉样血流。当肝脏巨大外生肿瘤与肝外其他脏器（如肾上腺、肾脏、胰腺、腹膜后等）鉴别来源困难时，通过彩超可以观察血供来源帮助鉴别。肝脏外生性肿瘤，血供主要来自肝脏，而其他脏器肿瘤，血供来自肝外。

（2）结节型　一个或多个圆形或椭圆形实性占位病变，直径2～5 cm，轮廓线较整齐，多有边缘弱回声晕，与肝实质分界清楚，可见侧后方声影。肿块多呈强回声，亦可呈等回声或不均匀回声，小于3 cm的结节则以弱回声多见，后方回声轻度增强。肿块可见"镶嵌样"结构。由于结节型肝癌多在肝硬化背景上发生，当肿瘤呈现等回声或强回声而与肝硬化结节鉴别困难时，肿瘤周边的低回声晕环对鉴别诊断有帮助。彩色多普勒可显示肿块内及周边丰富的动脉样血流，部分可引出门脉样血流。

（3）弥漫型　肝脏变形，边缘呈结节状，肝内正常纹理结构紊乱，肝区回声强弱不一，分布不均匀，有的呈不规则斑块状分布，常不易与结节型肝硬化图像鉴别。肝内门静脉分支管壁线显示不清及残缺或管腔内实性癌栓充填是其重要特征。彩色多普勒显示肝门部肝动脉明显扩张。门静脉管壁扭曲、不规则、流速缓慢，部分呈现充盈缺损，如在实性回声内引出动脉样血流，对明确癌栓的诊断有特异性。

原发性肝癌周围组织的继发声像图表现：①肝脏肿大，形态失常；②较大原发病灶周围的散在子结节异常回声灶；③肿块附近的血管绕行、抬高、受压和中断；④血管内出现癌栓声像图：门静脉癌栓、肝静脉癌栓、下腔静脉癌栓；⑤胆系受压声像图：于肝门区的病变可压迫胆系，常使受压处以上的肝内胆管扩张，胆管内偶见癌栓。

附：小肝癌

小肝癌也称早期肝癌。是指单个肿瘤结节直径小于或等于3 cm，或癌结节数目不超过2个，其直径的总和小于或等于3 cm的肝癌，声像图特征：

（1）多呈圆形或椭圆形，直径小于或等于3 cm。

（2）边界清楚，轮廓线较光整。

（3）70%表现为低回声，也可为强回声、等回声及混合回声。低回声肿块病理表现为分布均匀的癌组织组成，其间可以有纤维结缔组织，但无明显坏死；强回声的病理基础是肿块内坏死、窦状间隙扩张及脂肪变性所致；等回声或混合性回声多为上述部分不规则改变所致。

（4）多数小肝癌有低回声晕，一般完整，宽度可达1～3 mm。其病理基础肿瘤周围的纤维包膜相关。

（5）镶嵌样结构即"块之块"的特征，这一特征反映了癌组织向外浸润性生长与纤维结缔组织增生包围反复拮抗的病理过程的最终结果。

（6）多数小肝癌后方回声轻度增强，其原因是肝癌声衰减值较正常肝实质小。

（7）侧方声影，其形成与小肝癌的假包膜有关。

（8）彩色多普勒可显示血流呈"提篮"样，条状或点状，可引出高速的动脉样血流。

2. 转移性肝癌

原发病灶在肝外转移至肝内的肿瘤称为转移性肝癌。转移性肝癌病灶较小时很少引起肝脏形态和轮廓的改变。典型的转移性肝癌的声像图表现为肝内多发圆形或类圆形结节,边界清楚,形态规整,各结节大小较均一,各结节回声表现相似。按回声强度可分为强回声、等回声、弱回声和混合回声。转移性肝癌多数边缘有弱回声晕带,此晕带一般较原发肝癌宽,并且外线较清晰,内线较模糊,常形成典型的"晕环"征。当中心发生坏死液化后声像图表现为弱回声或无回声,其外围为非液化坏死的强回声,最外侧为低回声晕环,此三层形成典型的"牛眼"征或"靶环"征。转移性肝癌后方回声一般不增强,无侧方声影。彩色多普勒转移性肝癌多数血供不丰富,可见周围血管环绕,也可有血供丰富的转移性肝癌。

第二节 胆道系

一、胆道系解剖

胆道可分为肝内及肝外两部分。肝内部分由毛细胆管、小叶间胆管以及逐渐汇合而成的左右肝管组成;肝外部分由肝总管、胆囊管、胆总管以及胆囊组成。

1. 肝外胆管

肝总管长 3～4 cm,直径 0.4～0.6 cm,肝总管在肝十二指肠韧带外缘走行,位于肝固有动脉的右侧和门静脉的右前方,下行与胆囊管汇合成胆总管。

胆囊管是胆囊颈向左后下弯曲延伸形成,长 2～3 cm,多数与肝总管平行下降一段后再汇合形成胆总管。胆总管长 4～8 cm,直径 0.6～0.8 cm,胆总管依行程可分为四段。

(1) 十二指肠上段　位于门静脉右前方,肝固有动脉右侧。

(2) 十二指肠后段　紧贴在十二指肠第一段的后面,位于门静脉前右侧,下腔静脉前方。

(3) 胰腺段　约 2/3 的人穿过腺实质,1/3 的人位于胰头背侧沟内,下行中继续向右弯曲,位于下腔静脉前方。

(4) 肠壁内段　斜行穿入十二指肠降部内后侧壁,并与胰管汇合,形成膨大的 Vater 壶腹,开口于十二指肠乳头部。

2. 胆囊

胆囊位于肝右叶下面的胆囊窝内,呈梨形,长 7～9 cm,前后 2.5～3.5 cm,胆囊可划分底、体、颈三部分。

二、检查方法及正常胆系超声表现

1. 胆囊

正常胆囊轮廓清晰,囊壁亮线自然、光滑整齐,胆囊腔内无回声,后壁线明亮,后方回声显著增强。现代高频探头扫查可显示胆囊壁自外向内强-弱-强三层回声带。中间的细弱回声带较窄,代表肌层,其两侧的强回声带分别由胆囊壁的外膜和黏膜及其界面回声构成。这是胆囊结构的声像图特征。须注意增益条件适当,否则难以清晰显示。胆囊超声测量,长径一般不超过 9 cm,前后径多不超过 3 cm。正常胆囊壁的超声测量宜选择体部的前壁,其厚度一般不超过 2~3 mm。胆囊的纵轴指向肝门,声像图表现为一条连接胆囊颈部和门静脉右支根部的线状强回声带,无论横切或纵切,这是识别胆囊解剖位置的重要标志。

2. 肝内胆管

实时超声仪可以较方便地显示出位于门静脉左右支前方的左右肝管,其内径多在 2 mm 以内,若有扩张则呈现平行管征。二级以上的肝胆管分支,一般尚难以清晰显示。

3. 肝外胆管

超声显像可以将肝外胆管划分为上下两段,上段自肝门发出与门脉伴行;下段与下腔静脉伴行并延伸进入胰头背外侧。超声测量肝外胆管上段内径,正常成人小于或等于 6 mm,大于 6 mm 则提示扩张;其中 7~10 mm 为轻度扩张,大于 10 mm 为显著扩张。后者提示肝外胆管存在梗阻性病变更有价值。

三、胆系结石

1. 胆囊结石声像图特征

(1)典型表现:① 胆囊腔内出现形态稳定的强回声团;② 伴有声影;③ 改变体位结石回声团依重力方向移动。

(2)非典型表现:① 胆囊内充满结石:正常胆囊的液性透声腔消失,胆囊轮廓的前壁呈弧形或半月形中等强回声带,其后拖有较宽的声影,致胆囊后半部和后壁轮廓完全不显示。另有一种特征性图像即增厚的胆囊壁的弱回声带包绕着结石强回声,其后方伴有声影,简称为"囊壁结石声影三联"征(WES 征)。② 胆囊颈部结石:结石嵌顿于颈部时,仅表现为胆囊肿大或颈部声影。③ 泥沙样结石:胆囊后壁沉积的强回声带、声影以及可移动性。④ 胆囊壁内结石:胆囊壁内可见单发或多发的数毫米长的强回声斑,其后方形成"彗星尾"征,改变体位时不移动。

2. 肝外胆管结石声像图表现

(1)有结石的胆管一般都扩张,胆管壁显示增厚,回声较强。

(2)胆管腔内有形态稳定的强回声团。

(3)强回声团与胆管壁之间分界清楚,典型的尚可见细窄的液性暗环包绕着结石强回声团。

(4)在强回声团后方出现声影,这是诊断结石的重要特征,须注意的是许多胆色素结石声影较浅,甚至不明显。

(5)用胸膝位或是脂餐后结石强回声团发生位置变动。

3. 肝内胆管结石声像图表现

(1)在肝内出现强回声团;

(2)在强回声团后方伴有声影;

(3)结石强回声团具有沿左右肝管走向分布的特点,其周围有宽窄不等的液性暗区;

(4)结石阻塞部位以上的小胆管扩张;

(5)肝内合并胆汁淤积或炎症感染时,肝实质回声粗大不均,或可见多发脓肿,有时可见结石梗阻的叶、段肝胆管以上的肝实质萎缩;

(6)肝外胆管可轻度扩张。

四、胆系炎症

1. 急性胆囊炎声像图表现

初期单纯性胆囊炎超声显示胆囊大,囊壁轻度增厚,缺乏诊断性特征。在形成化脓性胆囊炎后声像图特征较明显,主要如下:

(1)胆囊肿大,轮廓线模糊,外壁线不规则。

(2)胆囊壁弥漫增厚,呈强回声带,其间出现间断或连续的弱回声带,形成胆囊壁的"双边影"表现。此系水肿、出血及炎性细胞浸润所致,对提示急性胆囊炎有较大价值。

(3)胆囊内充盈着稀疏或密集的细小或粗大回声斑点,无声影,不形成沉积带,为胆囊蓄脓的表现。

(4)多伴有胆囊结石,往往嵌顿于胆囊颈管部。

(5)急性胆囊炎发生穿孔时,可显示胆囊壁的局部膨出或缺损,以及胆囊周围的局限性积液。

(6)胆囊收缩功能差或丧失。

(7)探头通过胆囊体表区域时有明显的触痛反应。

2. 慢性胆囊炎声像图表现

第一阶段是胆囊炎的初期。胆囊的形态、大小和囊腔的表现无明显异常,或是胆囊壁稍增厚,胆囊内有结石。第二阶段胆囊表现肿大,囊壁增厚,胆囊腔出现中等或较弱的沉积性回声团。第三阶段的表现差异较大。增殖型的胆囊壁显著增厚,可以超过 1.5 cm,黏膜腔显著缩小,黏膜表面较完整光滑。萎缩型的显示胆囊缩小,囊腔变窄,其内可充满结石而表现为"WES"征。偶见严重萎缩的胆囊,仅残留一块瘢痕组织,超声显像则难以发现或识别。

五、胆系肿瘤

1. 胆囊癌声像图分型及特征

原发性胆囊癌是一种恶性程度较高的肿瘤,胆囊癌大多数为腺癌,偶见鳞癌。声像图主要分为以下几型:

(1)小结节型 病灶一般较小,为 1~2.5 cm。团块自囊壁突向腔内,基底较宽,表面不平整,好发于胆囊颈部。

(2)蕈伞型 为基底宽而边缘不整齐的蕈伞状肿块突入胆囊腔,呈弱回声或中等回声,常见多发,可连成一片。单发病灶以乳头状为基本图像。

(3) 厚壁型　胆囊壁呈现不均匀增厚,可以是局限型或是弥漫型,后者往往以颈部、体部增厚显著,内壁线多呈不规则残缺不齐。

(4) 混合型　呈现为胆囊壁的增厚伴有乳头状和蕈伞状肿块突入胆囊腔。

(5) 实块型　胆囊肿大,正常液性腔消失,呈现为一个弱回声或回声粗而不均的实性肿块,因癌肿浸润肝脏使得肝与胆囊之间的正常强回声带被破坏、中断甚至消失。本型易误诊为肝内肿瘤,彩色多普勒在胆囊癌与胆泥、胆囊内肿团及血块的鉴别诊断中有重要意义,胆囊壁和胆囊肿瘤内检测到高速动脉样血流信号,是有价值的诊断指标。若发现其中有结石强回声团则有助于鉴别。

2. 肝外胆管癌声像图表现

(1) 直接征象

① 扩张的胆管远端显示出软组织肿块,多为乳头状或结节状,可分为乳头型和团块型。

② 扩张的胆管远端突然截断或是狭窄闭塞,但是见不到明显的团块,多为浸润状。可分为狭窄型和截断型,其强回声向外扩展边界不清楚。

(2) 间接征象

① 病灶以上整个胆道系统明显扩张;

② 肝脏弥漫性肿大;

③ 肝门淋巴结肿大或肝内有转移灶。

六、胆囊息肉样病变的病理基础及超声表现

胆囊息肉样病变主要包括:胆固醇性息肉、腺瘤样息肉和炎性息肉。

1. 胆囊胆固醇沉着症

(1) 病理及临床概要　胆固醇代谢的局部紊乱,造成胆汁中胆固醇含量增高,而积存于胆囊黏膜固有层的巨噬细胞内,逐渐形成了向黏膜表面突出的黄色小结节,故称之为胆固醇沉着症。其结节的分布有弥漫型和局限型,而以后者多见,呈息肉样改变,故又称之为胆固醇性息肉。

(2) 声像图改变　胆囊的形态大小一般正常,囊壁可轻度增厚。息肉常见多发,体积较小,显示为自囊壁向腔内突起的乳头状或桑葚状强回声结节,小的仅呈现为强回声点,大的通常不超过 1 cm。多数有长短不等的蒂,或基底较窄,不随体位改变而移动。一般无声影。胆囊息肉样病变中胆固醇样息肉最常见,其声像图特征是:① 呈球形、桑葚状或乳头状,有蒂或基底较窄;② 体积小,通常均小于 10 mm;③ 多为强回声表现。

2. 胆囊腺瘤

胆囊的腺瘤是真性肿瘤,有恶变倾向,在尤其是乳头状腺瘤被认为是癌前病变。声像图特征是:①呈乳头状或圆形结节,基底较宽,偶见有蒂;②一般为单发,亦可多发,好发于颈部、底部;③平均大小较胆固醇息肉大,但多数不超过 15 mm;④为强回声或是中等或是弱回声。

3. 炎性息肉

炎性息肉是慢性炎症增生在局部的突出表现。息肉数目常不止一个,基底宽,无蒂,同时

伴有胆囊炎、胆囊结石声像表现。胆囊息肉样病变须与息肉型胆囊癌、胆囊腺肌增生症及附壁小结石鉴别。

七、胆道蛔虫病的超声表现

肝外胆管扩张,其内有数毫米宽的双线状强回声带,中心为液性暗带。虫体死后,液性暗带逐渐模糊。胆囊蛔虫表现相同,即呈双线状强回声,但多为弧形或卷曲状。活虫体可见蠕动。

八、梗阻性黄疸的超声表现

1. 胆系肝外阻塞的超声表现

(1) 肝内胆管扩张,正常左右肝管的超声测量,其内径一般小于 2 mm,大于 3 mm 则提示扩张。二级以上的正常肝内胆管,受目前超声仪分辨力的限制,多数显示不清。若管腔明显并与伴行的门脉支管径相似,形成小"平行管"征,是肝内胆管轻度至中度扩张的特征。重度扩张时,往往相应门脉支受压而不显示,胆管极度扩张呈树叉状或呈"海星状""丛状"向肝门部汇集。彩色多普勒可容易地区分扩张的胆管和门脉。

(2) 肝外胆管扩张,管径与伴行的门脉相似时,在肝门纵切面上即出现两条平行的管道,Weill 称之为"双管猎枪"征。

2. 关于梗阻部位诊断

(1) 胆总管显示扩张是下端梗阻的可靠佐证。

(2) 肝外胆管显示正常或不显示,而肝内胆管或左右肝管仅一侧扩张提示上端肝门部梗阻。

(3) 多数情况可见胆囊与胆总管的张力状态是一致的。此时,胆囊扩大佐证下端阻塞,胆囊不大符合上端阻塞。

(4) 有时可见胆囊与胆部管处于矛盾的张力状态,提示胆囊颈部阻塞或胆囊本身存在病变。因此,超声不应仅仅根据胆囊是否增大来判断梗阻部位。

(5) 胆管、胰管双扩张,提示 Vater 壶腹水平的阻塞。

第三节 脾 脏

一、脾脏解剖

位于左季肋部后方,胃的左侧,膈肌的下方,其长轴自左后向右前斜行,大致与第 10 肋平行。脾的外形似蚕豆,分为膈脏两面,脏面内陷,近中央处为脾门,有血管神经出入。前缘有 2~3 个切迹。正常脾脏长 10~12 cm,宽 6~8 cm,厚 3~4 cm。

二、检查方法、正常脾脏超声表现及正常值

右侧卧位,于腋前到腋后线的 7~11 肋间斜切,通过脾门显示脾静脉时,测量其厚度及长径。探头垂直脾脏长轴,显示横断面图像,测量其横径。

长轴断面呈类三角形,表面光滑,外侧缘弧形向外突,内侧缘中部内凹,为脾门,有脾动、静脉出入。正常脾实质呈低回声,分布均匀,强度一般稍低于正常肝组织。脾脏长度小于 11 cm,宽度 5~6 cm,脾门厚度男性小于 4 cm,女性小于 3.5 cm。

三、脾脏肿大的诊断

1. 除外脾下垂,当肋缘下显示脾实质或脾前缘超出腋前线时应考虑脾肿大。
2. 脾门部厚径男性大于 4.0 cm,女性大于 3.5 cm,或脾长径大于 11 cm,应考虑有脾肿大可能。
3. 仰卧位时,脾脏前缘贴近前腹壁,脾上极接近或越过背柱左侧缘,应考虑脾肿大。

脾轻度肿大是指超声测量各径线稍有增加,吸气时脾下缘在肋缘下 2~3 cm;中度脾肿大是指各径线测值明显增加,深吸气时脾下极在肋缘下超过 3 cm,直至平脐;重度脾肿大脾形态失常,脾下缘超过脐水平。

四、副脾的超声表现

常位于脾门及胰尾区,可单发或多发,类圆形,边界清楚,内部回声似脾脏。

五、脾脏实质性病变的诊断

1. 脾血管瘤

可呈结节型或弥漫型,前者显示为一个圆形、境界清晰、边缘不规则的回声增强区。病变区内可有不规则的小无回声区,有时尚可见病变边缘缺裂现象。弥漫型可侵及整个脾脏,呈强弱回声区相间的复杂声像图表现。

2. 脾恶性淋巴瘤

声像图特征为:①作为全身系统的淋巴瘤累及脾脏时,超声可显示脾脏弥漫性增大;②当脾实质内有局限性病灶时,多呈圆形弱回声或无回声肿块,单发或多发。伴有坏死时回声增强。

六、脾破裂的超声诊断

中央破裂,在脾实质内显示不规则或圆形的液性暗区可单发或多发。包膜下破裂,于包膜下呈现半月形或不规则形的液性无回声或弱回声区,脾实质受压,萎缩和移位。陈旧性血肿可

呈强回声表现或出现不规则的索条,使其成为分隔状结构。真性脾破裂表现为脾脏轮廓线中断,连同脾实质形成楔形不规则缺口,亦可局部呈碎片状。在脾周围出现液性暗区。当血液量较大时,则可见腹腔游离液体。

第四节 胰 腺

一、胰腺解剖

胰腺位于腹膜后,分头、颈、体及尾四部分。胰头最大,略成球形,为十二指肠降部和横部包绕。胰头的上方是门静脉及肝动脉,前方与横结肠、肝脏、小肠等相邻,后方为下腔静脉。胃十二指肠动脉自胰头的前上缘穿入,而胆总管则进入胰头的后下缘。钩突部为胰头的一部分,它的前方为肠系膜上静脉,后方为下腔静脉。胰颈是胰腺的狭小部分,其前方为幽门和十二指肠球部,后方为肠系膜上静脉与脾静脉的汇合成门静脉处。胰体部始于正中线之左侧,其前方隔小网膜囊与胃相邻,前上方是肝左叶,前下方是横结肠及其系膜,后方直接与肠系膜上动脉、腹主动脉、左肾静脉及左肾上腺接壤。在胰体的上缘,腹腔动脉分别向左右发出脾动脉和肝动脉,常以腹主动脉及肠系膜上动脉的前方来确定。体部向左上延伸即为胰尾,位于脾静脉的前方,其末端直达脾门。脾静脉的走行及移位,有助于鉴别肿瘤的来源。脾静脉是胰腺体、尾的界标。胰管位于胰腺实质内,分主胰管及副胰管。胰管由尾向头部右行并逐渐增粗,进入胰头后,与胆总管汇合,共同开口于十二指肠。

二、检查方法、正常胰腺的超声表现及正常值

检查方法 患者空腹 4~6 h 以上,常规仰卧位扫查。如胃肠道气体较多,于检查前 3 天禁食易发酵产气食物,检察前日晚仅吃少量少渣饮食,睡前服轻泄剂,当日晨禁食,检查时可采取侧卧位、半卧位或坐位,也可饮水 500~1 000 mL 后检查。在上腹正中水平将探头向左上倾斜,与水平线成 10°~30°夹角扫查,即可获得胰腺的长轴断面像。识别胰腺的血管标志是下腔静脉、腹主动脉、肠系膜上动脉、静脉以及脾静脉。沿下腔静脉、腹主动脉及脊柱左缘纵切可以分别获得胰腺头、体、尾的横断层像。正常胰腺实质的回声强度与相邻的肝脏相似或稍强。

正常胰腺前后径超声测量值范围如下:
胰头 1.5~2.5 cm,胰体 1.0~2.0 cm,胰尾 1.0~2.5 cm。

三、急性、慢性胰腺炎的病理基础及超声表现

1. 急性胰腺炎

为胰腺疾患中最常见的一种,主要临床表现为起病急,上腹痛、恶心、呕吐,早期即可出现

休克,淀粉酶升高等。病理改变分为两型。水肿型及出血坏死型,超声表现为:

(1)水肿型　胰腺多弥漫性肿大,轮廓线光整、清楚,偶见局部肿大者。胰腺实质回声减低,后方回声增强。水肿严重者,胰腺可呈无回声表现。由于肿大胰腺的压迫和炎性浸润,使其后的脾静脉和门静脉常难以显示。相应的病理改变为胰腺间质水肿,充血和炎细胞浸润。周围组织常伴有水肿。

(2)出血坏死型　胰腺肿大,边缘不规则,境界不清楚。胰腺及其周围组织呈不均质回声改变,可由强回声、弱回声以及无回声混杂而成。其病理基础是胰腺水肿,坏死、出血及皂化等改变。环绕胰腺外周出现一层弱回声带,是重要的间接征象。其病理基础可能与胰腺周围的渗出液或胰腺外周的组织水肿有关。其他间接征象有局部积液、血肿,假性囊肿以及腹水、胸水、肠袢扩张、积气或积液;并发胆囊或胆管内结石。

2. 慢性胰腺炎

约半数病人由急性炎症反复发作演变而成。超声诊断标准:

(1)约50%的慢性胰腺炎患者,胰腺大小仍在正常范围内,其余可表现为全胰腺肿大或局限肿大以及胰腺缩小。

(2)由于周围广泛炎性粘连和纤维化,胰腺轮廓不清,边界常不规整,与周围组织的界限不清。

(3)胰腺内部回声多数增强,分布不均,呈条状或带状。胰腺实质中的小结石和钙化灶,增生的纤维组织,炎性细胞浸润,脂肪坏死区,损坏的腺泡,扩张和硬化的胰管分支等小病灶,形成声阻较大的界面,是造成慢性胰腺炎强回声特征的病理基础。

(4)25%的慢性胰腺炎合并囊肿形成。一类是假性囊肿,体积一般较大,位于胰腺浅表面。另一类是潴留性囊肿,一般较小,单发,位于胰管附近。

(5)胰腺的主胰管不规则扩张,呈囊状、扭曲或串珠状。

(6)胰管内有时可见强回声结石,后方有声影。小结石可无声影。

四、胰腺囊性占位性病变

胰腺囊肿分假性囊肿与真性囊肿两大类。前者多见,后者又分为先天性囊肿及潴留性囊肿。

1. 假性囊肿

当有急性出血、坏死性胰腺炎或外伤后,胰腺的渗出液、坏死物、血液等外溢积聚,被周围纤维组织包裹,成一假性囊肿,这是胰腺炎最常见的并发症之一。超声诊断标准:

(1)胰腺部位或附近出现圆形、椭圆形无回声区,边界光滑、整齐。

(2)囊肿壁厚约1 mm至数毫米,其侧方可见声影。

(3)囊肿单发多见,亦可呈多发,或有分隔状。

(4)囊肿合并出血、感染时,囊内出现回声或有沉积物。

(5)囊肿巨大时,可挤压周围组织,使其受压或移位,也可使胰腺失去正常的形态。

2. 潴留性囊肿

因结石或炎症阻塞胰管引起腺泡或导管的胰液潴留而形成。多数体积不大,位于胰腺实质中,尤其是在主胰管附近,声像图显示出在胰管附近有透声性囊肿或与扩张的胰管相连接,胰腺实质呈慢性胰腺炎表现。

3. 囊腺瘤

(1) 小房囊腺瘤

整个肿块区域出现密集不均的强回声斑点,其间可有多发的圆形液性暗区。整个病变区类似一个回声较强的实性肿块,病变后方回声增强是其特征。

(2) 大房囊腺瘤

显示为包膜光整的多房囊性结构。囊壁轮廓线清楚,可有钙化斑。囊腔透声好,内可见厚壁间隔。边缘囊壁可见强回声乳头状结构。

五、胰岛素瘤、无功能性胰岛细胞瘤的超声表现

1. 胰岛素瘤

一般较小,平均直径 1~2 cm,有时难以发现。常位于胰腺体尾部,肿瘤呈边缘光滑、回声均匀的低回声结节。胰管一般无扩张或轻度扩张。较大的肿块内可出现不均匀的粗大回声斑点,或出现坏死的液性暗区,或有钙化强回声。

2. 无功能性胰岛细胞瘤

呈圆形、椭圆形或分叶状实性肿块,边界清楚,包膜线光整。肿块较小时多为无回声,较大时回声往往不均匀。一般不伴有胰管扩张。肿瘤虽大但无周围脏器浸润征象。恶性胰岛细胞瘤一般边界欠清晰,对周围组织有浸润征象。

六、胰腺恶性肿瘤

1. 胰腺癌

胰腺癌是胰腺最常见的恶性肿瘤,大多来自胰管上皮,发生于胰头部约占75%,体尾部占25%,多数是实性肿块,少数侵及全胰腺呈弥漫型或多结节型。组织学最常见的是腺癌,黏液腺癌;囊腺癌及未分化癌少见。声像图表现:

(1) 肿瘤部位胰腺局限性肿大或膨出,偶见弥漫性肿大而失去正常形态。

(2) 肿物呈分叶状或不规则形状,边界及轮廓不整或不清,癌瘤向周围组织呈蟹足样浸润。

(3) 肿块绝大多数为弱回声,出现坏死、出血等继发性改变时可出现强回声斑点,偶见坏死液化形成较大囊腔。强回声型肿块较少见,组织学分类多为黏液腺癌和腺泡细胞癌。

(4) 胰腺癌多数后方回声减弱,与大量纤维结缔组织增生有关,黏液腺癌的后方则可显示回声增强。

(5) 胰头体部癌胰管扩张显著,典型者可见扩张胰管阻塞或截断。

(6)勾突部肿瘤可见肠系膜上静脉前移。

(7)胰腺癌晚期,常有肝转移、周围淋巴结转移及腹水。

(8)胰头区发现肿物,常见的除有胰头癌外,尚应与壶腹癌、胆管下段癌、胆总管结石及慢性胰腺炎鉴别。

(9)彩色多普勒可显示肿块周围的血管被浸润的程度,如脾静脉、门静脉是否有狭窄及其程度,腹腔动脉、脾动脉、肝总动脉等是否被侵犯。对于确定治疗方案有重要的价值。

2. 壶腹癌

壶腹癌又称壶腹周围癌。常发生于十二指肠乳头或胆管壶腹区。肿瘤可来自主胰管末端、胆总管末端上皮,或来自十二指肠乳头部。壶腹癌早期即可引起胆管梗阻、黄疸发生较早。超声诊断标准:

(1)肿瘤一般较小,圆形或略分叶状,较小的肿块可呈乳头状。位于扩张的胆总管和胰管的末端及胰头的外下方。

(2)肿瘤可呈弱回声、强回声或混合回声,常见特征性表现是中心强回声周边呈弱回声包绕。

(3)胆总管和胰管的"双管扩张"征,并且显示扩张的胰管和胆管的长度大于胰头癌的病例。

第五节 胃 肠

一、解剖

1. 胃

位于上腹部,分成贲门部、胃底、胃体、胃幽门窦四个部分,约 4/5 在中线左侧,1/5 在中线右侧。小弯侧和胃体、窦的胃前壁小部分与肝左叶脏面相邻,其余大弯侧前壁大部分则贴近腹前壁。胃底上方被左横膈覆盖,外后方靠脾脏。胃后壁隔着小网膜囊与胰腺、膈脚、左肾、左肾上腺及腹膜后大血管等相邻。

2. 小肠

分为十二指肠、空肠、回肠三部分。

(1)十二指肠分为球部、降部、水平部和升部。球部前方是胆囊,后方为胆总管,下方是胰头。球部在肝门处向下折曲称为十二指肠上曲,然后向下行为降部,内邻胰头,后方与右肾相邻,前方与横结肠邻近,十二指肠降部时内侧壁中下部是十二指肠乳头。降部行至胰腺钩突下方水平后折曲继而接水平部;该折曲为十二指肠下曲,水平部在钩突下方横行,行走在下腔静脉和腹主动脉前方,穿过肠系膜上动脉和腹主动脉夹角后,再向左上形成第四段——升部;升部终结在"T"氏韧带处。继而下行进入腹膜腔,形成带有肠系膜的空肠。

(2)空肠位于左上腹膜腔,黏膜皱襞明显,数量较多。

(3)回肠位于右侧及下腹部,走行弯曲增多。黏膜皱襞逐渐变得低平,数量减少。空、回肠间无明显界限。

3. 大肠

分为盲肠、结肠和直肠三部。盲肠附有蚓突(阑尾)。

(1) 盲肠为大肠的始端,其前面和前腹壁直接或间接贴靠,背面附着于髂窝,盲肠内侧与右侧腰大肌邻接。

(2) 阑尾　阑尾附于盲肠后下端,形如蚯蚓,阑尾的位置极不一定。

(3) 结肠　分为升结肠、横结肠、降结肠和乙状结肠四段。横结肠和乙状结肠有系膜结构,活动性很大。升结肠及降结肠属于间位脏器,位置相对固定。

升结肠为盲肠的延续,沿后腹壁腰方肌向上,达右肾下端前面及肝右叶的下方,由此向左弯成结肠肝曲(又称右曲),续接横结肠。升结肠外侧与侧腹壁邻接,内侧下段与腰大肌相邻。

横结肠活动性大,在横结肠系膜连挂下,以下垂形式横经腹上部、腹中部向左方进行,到脾前下方折弯成锐角形的结肠脾曲(左曲),下接降结肠。横结肠右上方有肝和胆囊,中部和左上方邻接胃大弯及脾下缘,背侧与十二指肠、胰腺相隔邻,前面经大网膜靠近前腹壁,下侧与部分小肠接触。横结肠的位置变化大,横结肠最低点可能低脐以下,甚至达到骨盆。结肠脾曲比肝曲高,偏于腹腔后侧。脾曲在左肾上极前外侧,肝曲靠右肾下端或前面。

降结肠自结肠脾曲开始,沿腹腔左侧壁下行,于左肾下端腰大肌外缘,腰方肌前面达左髂骨嵴或腰大肌内缘处,续接乙状结肠。

乙状结肠以其系膜连于后腹壁。它的长短及形式变化很大。

直肠为大肠的最末段,全长约有 16 cm。上端于第三骶骨上缘处接乙状结肠,下接肛门终于会阴部。直肠的上段前面及侧面被腹膜包覆,中段前壁被覆腹膜在男性输尿管入口高处,向前折覆于膀胱上面及侧面,在膀胱与直肠间形成一凹陷,名直肠膀胱陷凹。女性于子宫颈管外口高处向前上方折起,包覆于阴道上段及子宫后面,形成膀胱子宫陷凹。

直肠前壁上约 1/3 邻接小肠与乙状结肠;中 1/3 在男性与膀胱后壁接解触,在女性与子宫后面接触;直肠下约 1/3 部没有覆盖的腹膜,在男性前侧与膀胱底、输尿管、精囊腺及前列腺后面邻近,女性与阴道后壁相贴。直肠的上段一般因粪便积存比较膨大;下段除排便时外,保持收缩空虚状态。

二、检查方法与正常胃肠超声表现

(一) 胃肠超声检查

胃肠超声检查包括经腹壁胃肠超声检查、术中胃肠超声、内窥镜腔内超声和胃肠肿瘤超声引导下穿刺等。

(二) 胃肠超声检查的准备

1. 设备条件

仪器:高分辨力实时超声诊断仪可对脏器进行动态观察。

探头:经腹部超声检查当选用凸阵型探头,探头频率一般以 3.5~5.0 MHz 最常用。手术中选用较高频率探头。内窥镜超声探头的频率选择范围多在 7.5~20 MHz。

直肠腔内超声探头的频率多为 5.0~10.0 MHz。

超声引导下穿刺探头的频率选用 3.5~4.0 MHz,微凸型探头、小型相控阵探头配以穿刺引导架最为理想。

2. 胃肠充盈检查意义

(1) 胃肠充盈剂能克服胃肠内气体以及食物碎块在声像图中造成的干扰;
(2) 对胃壁的厚度准确地测量;
(3) 发现胃肠管壁增厚样改变,并与粗大黏膜皱襞进行鉴别;
(4) 发现溃疡凹陷,诊断溃疡性病变;
(5) 显示肿瘤等病变的形态、大小、范围、内部结构,确定病变的位置;
(6) 对胃肠黏膜病变和黏膜下病变进行诊断和鉴别诊断;
(7) 观察恶性肿瘤的侵及深度;
(8) 区别胃肠壁或外生的肿瘤,对胃肠壁受压现象做出客观提示;
(9) 了解胃肠的蠕动和排空功能;
(10) 提高胰腺和腹膜后结构的显像效果;
(11) 胃肠腔病变(如结石、异物等)的显示;
(12) 胃肠三维超声成像重组。

3. 胃肠充盈剂的类型

根据物质在胃内的超声成像效果分为无回声型和有回声型两种。

(1) 无回声型超声胃肠充盈剂:是最常用、使用最方便和效果最好的胃肠充盈显影剂。含气类充盈造影剂主要含碳酸氢钠的饮料,无气类充盈显影剂以脱气水为主。

(2) 有回声型超声胃充盈剂:主要是一些谷物经研磨加工的细粉剂。

4. 胃肠充盈造影剂的使用方法

(1) 口服法:检查上消化道,一般都以口服法为主要方式。
(2) 注入法:用注射器通过鼻饲管将充盈剂注水;内窥镜超声也是通过此方法注水达到充盈的目的。
(3) 灌肠法:用于大肠的充盈超声检查。
(4) 用量:成人一般饮用液体量在 500~600 mL,小儿则根据年龄和病情掌握用量。灌肠用液体须一次备足,约 2 000~2 500 mL,小儿用量可以减半。

5. 检查前准备

(1) 胃、小肠超声检查前准备

① 检查前一日晚餐进流食,其后禁食,查前 4 h 内禁水,检查前排净大便。
② 隔夜胃内潴留物一般不会影响检查效果,无须做胃肠减压和洗胃。
③ 嘱受检者备好足量胃充盈剂。

(2) 大肠超声检查前准备

① 嘱受检者排净大便。

② 经腹壁的乙状结肠和直肠检查应使膀胱良好充盈。
③ 保留灌肠下超声检查者,查前一日晚餐进流食,睡前服轻泻剂,晨起排便,清洗灌肠。

(三)检查方法和正常声像图

1. 检查方法

(1)胃检查:首先空腹扫查,观察胃的位置,胃壁是否增厚,有无肿块,胃腔内有无滞留物等。然后一次性饮入水或其他胃充盈剂 500~700 mL,观察其充盈和通过胃的情况。准确辨认胃各个部位和大小弯,了解胃排空功能,观察胃壁层次和蠕动。

①贲门区检查 将探头斜置于左季肋下靠近剑突的部位,略向左后方倾斜扫查,探头变换 90°方向,在剑突下系列扫查可获得局部短轴切面。

②胃底检查 将探头斜置于左肋弓下,使探头向左后上方倾斜 45°以上,侧动扫查即可获得完整的胃底断面图像。也可以脾脏为透声窗,在左侧肋间寻找胃底。

③胃体检查 将探头置于左上腹做纵向移动扫查可显示胃体长轴图像。相同部位做横向移动扫查,可获得胃体短轴图像。

④胃角检查 将探头置于左上腹正中进行连续横向移动扫查,即可获得横 8 字形的胃角部声像图,其横 8 字形的交叉点即是胃角。

⑤胃窦检查 将探头纵向斜置右上腹进行不同倾斜度的侧动扫查,即可获得胃窦长轴图像;原地将探头旋转 90°,行左右、上下连续扫查,即可获得胃窦短轴图像。

⑥胃移行检查 将探头横置于剑突下,自上而下移行扫查可获得贲门、胃底、胃体及胃窦不同部位的断层图像。

(2)小肠检查:将探头置于右上腹做纵断或斜断扫查,在胆囊的深侧或左面可显示十二指肠球部。在上腹部胰腺水平做横断扫查,可显示十二指肠降部。沿肠系膜上静脉长轴扫查,在下腔静脉与肠系膜上静脉之间,可显示十二指肠水平部短轴图。空肠、回肠分布范围广,超声检查无特殊标准断面。检查可从脐部开始,向左上为空肠,向下腹和右下腹为回肠。

(3)大肠检查:超声检查大肠宜从回盲部开始,循升结肠、横结肠、降结肠、乙状结肠、直肠等解剖部位顺序进行。在右肋缘下扫查,在肝、肾间隙可显示结肠肝曲的回声。在左肋缘下扫查,在脾、肾间隙可获得结肠脾曲的图像。

2. 胃肠正常声像图

(1)胃声像图

①贲门区 贲门位于肝脏左外侧叶后下方,长轴图为一上小下大的喇叭状结构,此结构如同鸟嘴,故称为"鸟嘴"征,该结构是贲门及其周围(包括食管末端、贲门和胃底体部分)的长轴图像。鸟嘴尖端指向部位是横膈食道裂孔外,鸟嘴颌下部位是胃底,上喙底端至额部为胃体小弯。短轴图上贲门的食管端为一靶环样结构,中心部的强回声为管腔及其内容物和黏膜的界面回声,中层的弱回声为贲门壁肌层回声,外围的强回声为浆膜及其周围组织界面之复合回声。此结构位于肝脏左外叶和腹主动脉之间,右侧靠近肝尾叶外缘;继续向左寻找便是胃底。

②胃底 空腹胃底回声为位于脾门旁内侧的弧形含气的强回声带。胃腔充盈后呈一圆或椭圆球结构,此部位黏膜皱壁稍肥大,其短轴呈大小均匀的小丘结构,长轴为胃壁上的条状脊

背样隆起。

③胃体　胃前后壁黏膜紧贴形成一条粗而强的回声带,代表胃腔,前后胃壁各呈五条强弱相间的带状回声。

④胃窦　窦部胃壁较厚,外观为圆形或椭圆形,中央部胃腔回声较强,周边部肌层回声较弱。

⑤胃壁　高分辨力的仪器,胃腔充盈液体后,经体表检查亦能够很好地显示胃壁的五层结构。最内层的菲薄的强回声代表黏膜层表面的界面回声,其下的弱回声层为黏膜腺体层,第三层超回声最厚,为黏膜肌、黏膜下层直到肌层表面形成的复合回声界面,第四层弱回声为肌层,最外层强回声为浆膜层及其界面回声。正常人胃壁厚度为 3~5 mm。平均值 4.0~4.5 mm。

⑥胃的蠕动与排空　胃的蠕动从胃底开始,经过胃体、胃窦、抵达幽门。长轴上蠕动波部位胃壁稍增厚,呈对称的向腔内隆起波,此波匀速、缓慢向幽门窦方向推进。正常情况下,在宽度 5.0~7.0 cm 图像中,仅可以出现一对蠕动波。两对蠕动波接近、速度较快、波形高陡为蠕动亢进表现,反之,波形低浅、速度缓慢为蠕动减弱。一般饮入流质食物,在第一小时可以排空 50% 以上,第二小时大部分排空。

(2)小肠声像图:空腹十二指肠只能显示球部,位于胆囊左后方,遇幽门开放液体充盈时,呈三角形或椭圆形。空腹时的空肠和回肠腔内以气体为主时,回声复杂不易区分。当含有少量液体呈相对空虚状时呈一低回声结构,动态观察可以发现其蠕动、腔内容物流动和形态不稳定的特点。空肠位于左侧腹腔,管腔充盈时,长轴像可见前后壁上黏膜皱襞较多,呈和长轴垂直的条状强回声,称为"琴键"征("key board" sign)。回肠位于右侧腹和下腹腔,充盈的回肠折曲多,黏膜皱襞稀少。

(3)大肠声像图:大肠内含气或较干的大便为强回声,多伴有声影,沿大肠长轴切面呈波浪状强回声;稀便或液体充盈大肠后,在长轴像上可见半月状黏膜皱襞,表现为前后壁上突出的小丘状强回声。超声不容易发现正常阑尾。

(四)胃肠壁增厚的常见病理征象

(1)"新月"征(crescent sign):管壁局限性增厚,断面图如"弯月"状。见于局限的管壁增厚或较大范围管壁增厚的边缘。

(2)"戒指"征(ring sign):在管腔充盈时所示局限性增厚,形状酷似戒指的俯瞰面。

(3)"马蹄"征(horse-shoe sign):在管腔充盈衬托下,增厚的胃肠管壁形似马蹄铁状。

(4)"靶环"征(target sign):胃肠短轴断面所示胃肠管腔空虚和全周壁厚,图像类似靶环。

(5)"炸面包圈"征(doughnut sign):胃肠短轴断面在管腔充盈时所示全周壁厚;也可见于溃疡环堤的冠状切面。

(6)"假肾"征(pseudokidney sign):胃肠全周或较广泛管壁增厚;也可见于胃肠外生肿瘤伴有假腔形成时。

(7)"火山口"征("弹坑"征)(crater sign):表示溃疡的存在。增厚管壁或肿瘤出现溃疡时,中心凹陷为溃疡,周围隆起处为溃疡环堤。

三、胃、肠癌超声基本表现

(一) 胃癌

超声主要用于诊断进展期胃癌。

1. 胃癌超声表现
(1) 胃癌区胃壁增厚或为肿块状，呈弱回声。
(2) 蠕动波减弱或消失。
(3) 病变处的内腔变窄，内膜面不平整，中心强回声区位置可偏移。正常胃壁的五层结构乱、中断或破坏。
(4) 幽门狭窄时可见胃腔扩张，液体潴留，排空延迟或无排空。
(5) 较大肿瘤体内可出现彩色多普勒血流信号。

2. 胃癌的声像图可分为以下三型
(1) 肿块型：癌肿呈低回声团块突向胃腔，形态不规则，表面黏膜层隆起，不平整，一般境界较清楚。
(2) 溃疡型：单纯溃疡型溃疡周围隆起，呈"火山口"样表现。浸润溃疡型溃疡周围有大范围胃壁增厚。
(3) 弥漫浸润型：胃壁显著增厚，呈弱回声，胃壁五层正常结构消失，胃腔狭窄，可呈"假肾"征或"靶环"征。

3. 胃癌转移　胃周围，腹主动脉及肝、脾动脉周围淋巴结肿大；肝脏转移；晚期腹膜转移出现腹水；女性可以转移到双卵巢，呈囊实性结节，称为"克鲁肯伯格"瘤。

(二) 肠癌的超声表现

肠壁暗带呈不规则增厚，中心管腔强回声区变窄、偏移。横断面呈现外周为环状弱回声带，中心为强回声核的"靶环"征。斜断或纵断面上呈"假肾"征。约 1/4 的病例，结肠癌表现为单纯性弱回声肿块，系局限于一侧肠壁的肿块，或腔外生长型肿块。结肠癌可合并不完全肠梗阻，肿块近段肠管扩张，有液体、肠内容物或气体积聚。周围淋巴结及肝脏的转移是其间接表现。

(三) 胃平滑肌瘤和平滑肌肉瘤的超声表现

1. 平滑肌瘤
属于黏膜下肿瘤，瘤体圆球状或类圆球状，直径一般在 5.0 cm 以下，实质以较均匀的低回声多见，肿瘤向腔内生长者将黏膜层顶起称为内生型，肿瘤同时向胃腔和浆膜面生长者形成哑铃状(混合型)或不规则状肿块(中间型)，隆起的黏膜称为"拱桥"样黏膜。向浆膜外生长者凸向腔外称为外生型。肿瘤内可发生轻度弥漫的变性、坏死、出血，内部回声不均匀。肿瘤容易出现溃疡，其溃疡面较平滑，超声可见溃疡凹陷，外生型肿瘤伴有溃疡时胃黏膜向溃疡处集中。

2. 平滑肌肉瘤

体积较大，常超过8.0 cm，形态不规则或分叶状，边界不清，部分黏膜受侵，显示不清，实质为不均匀的低回声，因坏死、出血中心部常有较大而不规则无回声区，内膜表面可有较深大而不规则的溃疡，甚至瘤体内形成假腔。平滑肌类肿瘤的彩色多普勒超声检查血流信号不丰富。

(四) 胃肠恶性淋巴瘤的超声表现

胃壁增厚或形成较大的肿块，实质为较均匀的低或弱回声，透声好。肿块质地较柔软，探头加压时易变形。瘤体内常可见大小不等的弱回声结节。胃恶性淋巴瘤的弥漫增厚型与胃癌相比较，其胃壁增厚更显著，而管腔狭窄不明显是其特点。彩色多普勒超声血流信号较丰富。

(五) 肠套叠

临床要点：一段肠管套入另一段肠管时叫作肠套叠。小儿肠套叠多为单纯性，大多发生于2岁以下的男孩；成人肠套叠往往继发于肿瘤。常见的肠套叠多出现在小肠区、回盲部、横结肠以及乙状结肠。

声像图表现：探头沿肠套叠长轴扫查可显示重叠的多层平行肠管，较正常肠壁略厚，沿套叠的短轴扫查声像图呈现多环的类"同心圆"样征象。中环和内环之间的强回声为肠系膜。

(六) 急性阑尾炎超声表现

急性单纯性阑尾炎阑尾仅轻度肿胀，腔内积液不多，并且其周围肠腔积气增加，超声往往难以发现。

急性化脓性阑尾炎，阑尾肿大，呈长条状弱回声，边界清楚，中心强回声系阑尾坏死所致。重者可见壁内多发的小脓肿。加压探头，局部有明显的压痛。有时可见管腔内强回声的粪石。

急性阑尾炎时，在肿大的阑尾及盲肠周围出现限局性积液时，是化脓性阑尾炎或阑尾周围积脓的表现。

(七) 肠梗阻超声表现

1. 肠管内容淤积，管腔扩张，腔内积液、积气。
2. 机械性肠梗阻肠壁蠕动增强，频率加快，有时出现逆蠕动。
3. 麻痹性肠梗阻时扩张肠管分布范围较广，肠蠕动弱或消失。

(八) 胃肠穿孔超声表现

腹腔内游离性气体是超声诊断穿孔的最主要征象。超声检查的重要部位在上腹部以及肝脾与横膈之间。平仰卧立时，腹腔游离气体多在上腹的腹壁下。在斜侧位时，肝脾和膈下的气体便是膈下游离气体。胃后壁穿孔的气体首先出现在小网膜囊，同时伴有小网膜囊积液；其他部位的穿孔也常伴有腹腔积液；较局限的积液，局部管壁增厚等异常和局部压痛对穿孔部位的判断有帮助。

第十三章

泌尿系和男性盆腔

第一节 肾 脏

一、肾脏局部解剖

肾脏位于腹膜后脊柱的两侧,左右各一,形似蚕豆。内缘中间呈凹陷状,是肾脏血管、淋巴管、神经和输尿管出入的部位,称为肾门(renal hilum),出入肾门的结构总称肾蒂(renal pediculus)。排列关系由前向后依次为肾静脉、肾动脉及输尿管,从上向下依次为肾动脉、肾静脉及输尿管。肾门向内连续为一较大的腔,称为肾窦(renal sinus)。肾窦为肾动脉及肾静脉分支、肾小盏、肾大盏、肾盂和脂肪组织充填。肾实质厚1.5~2.5 cm,分为肾皮质和肾髓质两层,肾皮质厚0.5~0.7 cm,一部分伸入肾髓质锥体之间,形成肾柱,肾髓质由10~12个肾锥体组成。肾锥体的尖端为肾乳头。肾乳头与肾小盏相接,每一个肾乳头有10~20个乳头管开口于肾小盏。肾盂在肾窦内向肾实质展开,形成2~3个大盏和8~12个小盏,肾盂的大部分位于肾窦外者称为肾外肾盂,肾盂位于肾窦内者称为肾内肾盂。

二、超声检查方法

(一)检查前准备

一般无须特殊准备,检查前无须大量饮水。输尿管检查应空腹或少量饮水;必要时可服适量缓泻剂或消胀药物以清洁肠道。

(二)仪器与调节

1. 超声诊断仪

可以使用相控阵、凸阵或线阵探头。探头频率多选择2.5~7.0 MHz。儿童或消瘦体型者选择频率较高的探头。

2. 彩色多普勒超声仪

须选择较高质量,对低速血流敏感的仪器。条件调节到肾内动、静脉血流测量预置条件。

(三)正常超声切面

1. 双肾长轴切面

探头在侧腰部或后背部纵置,肾脏呈蚕豆状,位置较深。深方为脊柱和腰大肌,其上前方是肝右叶或脾脏;肾下极的前方为结肠。肾门位于肾的中部,向内凹陷,肾动脉、静脉和肾盂与输尿管交界处由此出入呈较强回声。实质为均匀的较弱回声。此切面可测量肾的长径、宽径、皮质的厚度,寻找扩张的输尿管;也是彩色多普勒显示和测量肾内各分支血管的最佳切面。

2. 双肾短轴横切面

探头在侧腰部或后背部横置,肾脏呈椭圆状。肾门处呈马蹄形,肾门的内凹朝向脊柱。

(四)注意事项

1. 经腹超声检查肾脏时,若遇胃肠气体的干扰和遮盖,须变换体位和扫查切面,以期获得清晰的肾脏切面图像。

2. 测量肾脏各个径线时,应选择主轴切面获得准确数值

3. 在测量肾盂宽度时,应在排尿后进行。

4. 当测量肾内血流时,侧腰部的肾冠状切面效果较佳。

三、正常肾脏声像图特点

1. 肾轮廓线

由肾周筋膜及其内、外脂肪形成,呈较高回声。肾实质位于肾窦回声与肾轮廓线之间,为较低回声。

2. 肾实质分两个部分

(1)肾髓质:又称肾锥体,为放射形排列在肾窦周围的卵圆球状或圆锥形结构,回声低于肾皮质。

(2)肾皮质:位于肾髓质外层,一部分伸入肾锥体之间,称为肾柱。回声略高于肾髓质,但低于肝和脾的实质回声。

3. 肾窦

包括肾盏、肾盂、血管和脂肪等组织,又称为肾中央集合系统。肾窦回声通常是一片近似椭圆球状的高回声区,和腹膜后大血管周围脂肪组织的回声强度相仿,此结构部分稍向肾实质延伸,边界不整齐。

4. 肾血管

肾动脉自肾门进入肾脏,在肾内显示五支段动脉,即上极支、下极支、前上支、前下支和后支。由此分出的,位于肾柱内的叶间动脉和肾髓质与肾皮质交界处的弓状动脉,肾皮质内的小

叶间动脉,相应的肾内静脉和肾静脉主干同时显示。

四、先天性肾发育异常超声表现

1. 肾缺如

单侧肾缺如表现为健侧肾脏代偿性增大,结构正常,血流速度稍快,患侧肾窝和其他部位未发现肾脏。

2. 重复肾

肾窦回声分为上下两团,不相连。重复肾积水时,在肾上极见到一个无回声区。肾盂积水往往合并输尿管积水。

3. 肾发育不全

可单侧或双侧,患肾体积缩小,肾内结构显示尚清,肾实质变薄,血流较正常减少。一侧发育不全时,对侧肾代偿性增大。

4. 融合肾

根据融合的部位不同,分为同侧融合肾、马蹄铁形肾、"S"形肾、团块肾。其中马蹄铁形肾较多见,双肾下极融合结构横行在下腔静脉和腹主动脉前方,内部回声以肾实质结构为主,肾窦结构不明显。彩色多普勒超声有助于确诊。

5. 异位肾脏

肾脏位置异常,通常位置移到下腹腹膜后间隙甚至抵达盆腔,也有进入腹膜腔形成腹腔游走肾。异位肾脏形态稍异,结构基本正常。彩色多普勒超声显示肾脏血流特征,尤其是探及肾蒂血流归属是确诊关键。

五、肾积水基本声像图特点

1. 肾窦内肾盂扩张,出现液性无回声,形态饱满;扩张的肾盏与肾盂相通使扩张边缘呈花瓣状;或称为"手套"征。扩张的肾盂与扩张的输尿管相通,状如烟斗,也有称之为"烟斗"征。
2. 随积水发展肾形逐渐增大。
3. 肾实质变薄或消失。

六、肾囊肿的分型和超声表现

1. 分型

肾囊肿一般分孤立性肾囊肿、多发性肾囊肿和多囊肾三类。

2. 超声表现

(1) 孤立性肾囊肿:可发生在肾脏实质任何部位,较边缘者和较大者向肾表面隆突,囊肿呈圆球状或椭圆球状,囊肿壁薄,内壁平滑,囊肿后方回声增强。无囊肿的肾实质部分回声,完全与正常肾相同。

（2）多发性肾囊肿：肾实质内肾囊肿数量超过 2 个称为多发性肾囊肿。每个囊肿与孤立性囊肿完全相同，相邻的囊肿互相挤压失去圆球状形态。

（3）多囊肾：病因同多囊肝。典型多囊肾声像图特点为：肾体积明显增大，肾形态异常；肾内多发大小不等形态各异囊肿；肾实质回声增强。囊肿遍布整个肾脏时肾实质结构不清。常伴有肝脏、胰腺等多囊病变。

七、常见肾肿瘤声像图及彩色多普勒超声表现，超声鉴别诊断

1. 肾细胞癌

又称肾癌，分为透明细胞型、颗粒细胞型和未分化型三种。多发生于一侧肾，少数为双侧。早期肾癌无明显症状，无痛性肉眼血尿是最早的信号，或在超声检查时发现。位于肾边缘向外生长的癌肿，出现血尿较晚，甚至不出现血尿。

肾癌声像图：小肾癌呈圆球状或椭圆球状。病变处肾结构不清 2～3 cm 直径的小肿瘤有时呈高回声区；4～5 cm 的中等肿瘤多呈低回声区；巨大肿瘤内部呈不均匀回声区。小肾癌边界清楚，大肾癌边界欠清，常呈分叶状。

肾癌周边彩色血流丰富；肿瘤内部多能显示较丰富而分布不规则的血流信号；但少数肿瘤内部血流甚少。

肾癌累及肾静脉时肾静脉增宽，腔内有实质低回声，累及下腔静脉时，自肾静脉入口向心脏方向的下腔静脉内出现癌栓低回声，肾静脉入口以前的下腔静脉可发生血栓，彩色多普勒超声检查见肾静脉、下腔静脉血流受阻血流速度减慢或中断，癌栓内有不规则血流信号和动脉频谱。

2. 肾盂癌声像图

（1）肾窦内可见实性低回声肿物；

（2）肾窦区扩大或呈分叶状，边界清楚；部分肾盂积液扩张；

（3）肾外形较饱满；

（4）肾周淋巴结肿大；

（5）彩色多普勒显示肿瘤体内有彩色血流，频谱可见有动脉波形，RI 变化不一；由于肿块的挤压，肾窦内的血管受压移位，受压动脉的 RI 明显大于邻近未受压动脉的 RI。

3. 肾母细胞瘤

又称肾胚胎瘤或 Wilms 瘤，主要发生于 2～4 岁的小儿，肿瘤多在鸡蛋大至儿头大小，圆球状或椭圆球状，表面光滑，有假包膜。

超声表现：肿瘤部位形态饱满膨大，残存正常肾组织被挤压在一侧，不易被发现，因肾盂受压使数个肾盏积水。肿瘤实质呈不均匀低回声，淋巴转移时在肾门附近的淋巴结肿大。

4. 肾血管平滑肌脂肪瘤

是一种最常见的肾脏良性错构瘤，由成熟的血管壁、平滑肌和脂肪组织交织构成。较大的肾血管平滑肌脂肪瘤容易发生内部出血。

血管平滑肌脂肪瘤声像图分为两种类型：一种为边界清晰的圆球状强回声，和肝脏血管瘤

相似;另一类型呈洋葱片样,声像图上由均匀的条片状高回声和低回声平行排列组成。

八、肾周围血肿超声表现

分为外伤性肾周围血肿、自发性肾周围血肿。极少量新鲜出血为片状高回声,少量血肿时常呈月牙形的弱或低回声;凝血和机化的部分使血肿回声增强,回声不均。紧贴肾脏的无回声区,肾穿所致的血肿位于肾下极,大量血肿积聚于肾脂肪囊内,使肾脏浸泡其中。

九、常见肾感染和弥漫性疾病的超声诊断原则

1. 肾盂肾炎
(1)急性肾盂肾炎　肾盂壁回声增强,形成双层回声,若出现明显积水,肾盂腔扩张呈低回声。
(2)慢性肾盂肾炎　早期超声表现不明显,随病程发展,肾脏逐渐弥漫性缩小,表面不光滑或高低不平,肾内结构显示欠清或消失,实质部分回声稍见增高。

2. 肾脓肿
肾脏增大,肾实质内的脓肿为一类圆球状低回声区,边界不清,脓肿与周围组织粘连处的肾轮廓线中断。

3. 脓肾
肾脏的严重化脓性感染称为脓肾。整个肾脏成为一个脓性囊腔。脓肾声像图和肾积水相似,但回声水平稍高,约在低至等回声,内部回声杂乱不均匀。

4. 肾结核
常为单侧发病,极少数累及双侧肾脏。病理改变主要有增殖、纤维化或硬化型、干酪空洞形成和钙化,这几种病理变化往往混合存在,结构变化复杂。

超声表现有四种
(1)早期空洞型:声像图表现可正常,或肾髓质内可出现边缘不规则的低回声区或无回声区。肾窦排列紊乱。
(2)结核性肾积脓:肾脏明显增大,包膜凹凸不平,肾盏、肾盂明显扩张,有时两者分界不清,在无回声区内有细小的点状或云雾状回声,变换体位时上述回声有翻滚现象。局部可伴有不规则斑点状强回声,声影较弱。
(3)混合型:肾脏肿大,边缘凹凸不平或局部有膨隆,内部结构紊乱,回声复杂多变。肾实质或肾盏区显示单个或多个低回声或无回声区,其边缘不光整,形态欠规则,内部也有云雾状回声,或混有不规则高回声。肾窦受压变形,回声不规则。可出现小钙化。
(4)钙化型:肾外形不规则,表面隆突不平或呈结节状,肾盂和肾盏出现形态不规则团块状或斑片状强回声,有明显声影。

十、肾结石超声表现

超声表现主要是结石强回声。结石为点块状至团块状,更大结石和所在部位形态一致,表现为表面的条带状强回声。结石后方常有声影。小结石常位于肾下盏后部。肾结石伴有肾积水者,在积水的远端能发现嵌顿的结石强回声。海绵肾的结石甚小,出现在肾窦的边缘,呈放射形排列。肾钙质沉淀症的钙化在锥体,局部结构完整呈强回声,但无声影。钙乳症一般出现在肾盂源性囊肿内,也可出现在肾盂内。

肾盂肾盏内小结石的超声诊断:
(1)结石呈小块状或椭圆球状。
(2)小结石的声影常不明显或仅为淡声影。
(3)结石主要分布在肾窦内或肾窦边缘。
(4)结石部位的肾盂或肾盏常存在少量尿液。

十一、移植肾、无功能肾、肾功能衰竭

1. 移植肾超声表现

移植肾位置表浅,紧贴腹壁。肾内回声无明显变化,肾体积略大于正常肾。移植肾发生急性排异时,最明显的征象是肾体积迅速增大;慢性排异时,肾体积渐次增大,然后再逐渐缩小,肾窦回声减少乃至消失,最后肾萎缩。移植肾的肾周围血肿、肾旁脓肿、尿外渗局部尿液积滞形成的尿液囊肿、淋巴囊肿和吻合口动脉瘤均表现为肾旁低回声区或无回声区。结合病史对鉴别有帮助。

移植肾彩色多普勒超声检查:无排异时,肾内血流丰富,肾动脉和肾静脉及其分支的血流通畅,肾内血管树丰富完整。发生排异时,尤其是急性血管性排异,彩色血流明显减少,阻力指数(RI)对鉴别移植肾的排异反应有重要意义。RI$\geq$0.85为急性肾排异。

2. 无功能肾

常因肾积水、肾结核、肾结石、多囊肾、慢性肾炎、肾积脓、肾肿瘤、肾发育不全等引起。需要根据各病的超声表现,结合彩色多普勒超声检查和临床资料确诊。

3. 肾功能衰竭

(1)急性肾功能衰竭超声表现:肾前性急性肾功能衰竭时,双肾声像图正常,肾后性急性肾功能衰竭,为双侧肾盂积水;或为一侧肾盂积水,另一侧肾毁损、肾发育不全或肾缺如。肾性急性肾功能衰竭的双肾增大,肾皮质回声增强、增厚,肾锥体肿大呈圆球形,回声极低。

(2)慢性肾功能衰竭超声表现:肾功能衰竭终末期的两肾缩小,肾皮质回声增强,肾皮、髓质分界不清、肾窦回声不明显或消失,整个肾呈均匀中等回声状,正常肾结构消失。肾功能代偿期的双肾可能没有异常发现,或仅有肾皮质回声增强和肾实质回声减弱。氮质血症期和尿毒症早期的肾脏声像图介于上述两者间。肾功能不全明显时,血流信号越少。在肾功能代偿期为高速低阻频谱;肾功能衰竭期为低速高阻频谱。阻力指数与肾功能损害的程度成正相关,

而与肾皮质厚度成负相关。

十二、肾动脉疾病彩色多普勒超声诊断

1. 肾动脉狭窄

患侧肾脏体积缩小。肾动脉狭窄处血流速度加快,阻力增大,峰值流速可高于80 cm/s。狭窄远端血流色彩杂乱。

2. 肾动脉瘤

肾动脉主干或初级分支呈囊性扩张,呈弱回声区或无回声,有搏动感。有时可见壁间钙化或附壁血栓,彩色多普勒超声在囊性区内呈现血流信号,并可引出动脉涡流频谱。

第二节 输尿管

一、输尿管解剖

位于腹膜后,起自肾盂,终于膀胱三角。分为上、中、下三段。跨越髂动脉处以上为上段,中段自髂动脉到膀胱壁,下段为膀胱壁内段。

二、检查方法及正常输尿管超声表现

1. 检查方法

(1) 侧腰部冠状切面扫查　沿肾门积水的肾盂寻找到输尿管,然后往下追踪扫查,可显示积水的输尿管上段。正常的无充盈输尿管声像图上不易识别。

(2) 经背部肾区纵向扫查　经肾找到积水肾盂后往下追踪寻找积水输尿管,可显示上段输尿管,直到髂嵴。

(3) 下腹部探测　首先找到髂血管,在髂血管前方寻找积水的输尿管横断面。输尿管不显示彩色血流,可与血管区别。

(4) 下腹部经膀胱探测　膀胱充盈下探头横断扫查,在膀胱后方两侧可显示积水的输尿管,呈圆球状。纵向扫查,先找到输尿管出口,向上追踪扫查,可显示膀胱壁间段输尿管和膀胱后方的输尿管。

2. 输尿管声像图

大量饮水后,输尿管呈两条平行带状回声之间夹有一条无回声带,内径 2~4 mm,有蠕动。彩色多普勒超声在输尿管膀胱出口可探及瞬间出现的锥柱状的排尿彩色喷射现象;而阻塞侧彩色柱细小,完全阻塞者消失。

三、输尿管结石、积水及肿瘤的声像图特点

1. 输尿管积水

输尿管增宽,内部为无回声。轻度积水的无回声带一般在 1 cm 以下,重度积水可达 2.0 cm 或以上,盆腔的巨输尿管迂回扭曲,在切面图上常呈多个囊性区,切勿误认为囊肿。

2. 输尿管结石

扩张积水的输尿管腔内远端出现结石高强回声。常为块状、弧状或条带状,伴有后方声影;输尿管内径大小和结石横径基本相似。

3. 输尿管肿瘤

肾盂和输尿管积水,扩张的输尿管远端阻塞,可见到低回声肿瘤。患侧输尿管膀胱出口排尿彩色喷射现象消失。

第三节　膀胱及尿道

一、膀胱及尿道解剖

成人膀胱位于骨盆腔内,婴儿位于腹部。膀胱分前壁、后壁、左侧壁、右侧壁、三角区、颈部、底部和顶部。三角区位于膀胱后下部,三角的尖端为两侧输尿管出口和尿道内口。

男性尿道分为前、后两部。后尿道位于盆腔内,包括前列腺部和膜部尿道。前尿道由尿道海绵体包绕,分为球部尿道和阴茎部尿道。女性尿道位于耻骨联合后,阴道前壁中下部之前,开口于前庭。

二、检查方法及正常超声表现

分经腹壁膀胱检查和腔内检查两种,后者又可分为经尿道、经直肠膀胱检查。正常膀胱排尿后基本无尿液残留。尿液充盈时,膀胱壁呈一条平整、光滑的细条带状回声;充盈不足时,黏膜回声不平。

男性后尿道可采用经直肠扫查;前尿道选用高频探头,经会阴、阴茎探测。女性尿道可采用经直肠、经阴道扫查。

尿道静止期和排尿期表现不同。静止期呈线状低回声或不显示。男性尿道排尿时呈弧形无回声带;开放的前列腺部近段呈漏斗状;充盈的球部尿道近段呈平滑鸟嘴状。女性排尿期尿道内口与近段尿道开放呈漏斗状。

三、膀胱肿瘤

膀胱三角区是肿瘤的好发部位，肿瘤向膀胱凸起并向膀胱壁深方浸润。乳头状瘤、分化良好的移行上皮乳头状癌的瘤体向膀胱腔凸起。分化不良的乳头状癌基底宽，瘤体的一部分凸向膀胱，另一部分浸润肌层或向外凸起，肿瘤生着部分的膀胱壁回声零乱不清，鳞状上皮癌和腺癌基底也宽广，浸润肌层较早，病变膀胱壁回声往往显示不清楚。

四、膀胱结石、异物和血块

膀胱结石呈强回声，但回声强度略有差别。结石回声多有声影，但是小结石的声影不明显。结石随体位改变向重力方向滚动。膀胱异物随体位改变而移动，形态特征和了解的病史（送入物体的形态）基本一致。膀胱内血块的回声颇像膀胱肿瘤，但略呈扁平状而且较大，膀胱壁回声清晰完整，改变体位时，血块回声沿重力方向缓慢漂移。

第四节 前列腺和精囊

一、前列腺及精囊解剖

传统的前列腺分叶法把前列腺分为左右侧叶、后叶、中叶和前叶。左右侧叶最大，是前列腺增生的多发部位。后叶是癌的好发部位。

新方法将前列腺分为腺性组织和非腺性组织两部分。腺性组织被分为内腺和外腺两组带区。内腺又称为前列腺前区，包括尿道周围组织和移行区。正常情况下该区体积最小，但是对性激素敏感，是前列腺增生好发部位，外腺包括中央区和周缘区，周缘区的体积较中央区大，外腺是前列腺癌的好发部位。非腺性组织又称为前纤维肌肉基质区。

精囊腺位于前列腺上方，左右各一，呈倒置的"八"字状夹在膀胱底与直肠之间。

二、正常前列腺和精囊超声表现

1. 前列腺、精囊横切面声像图

正常前列腺横切面图呈左右对称的栗子形。包膜呈形态整齐的增强条带状回声，内部为散在的细小点状回声，均匀分布。前列腺基底部的横切面图，在前列腺的两侧，各有低回声区，为精囊。

2. 前列腺、精囊纵切面声像图

正常前列腺呈椭圆球状，其尖端向上后方，正中线矢状切面图可见到尿道口呈微微凹入。膀胱底部的后方前列腺上方为左右精囊，精囊一般呈条状低回声。

准确的前列腺测量应强调经直肠腔内检查下实施。

三、前列腺增生症超声表现

前列腺增生症声像图　①前列腺对称性增大,形态饱满,呈圆球或接近球状,前后径增大程度比横径明显;②边界整齐、清晰;③向膀胱凸出;④内腺外腺比例异常,前列腺增生时,内腺增大,外腺受压,内外腺比例为2.5∶1直到7∶1以上;⑤实质内增生结节;⑥前列腺结石;⑦膀胱壁小梁小房形成;⑧残余尿量增多和尿潴留;⑨常见并发症有:膀胱结石,双侧肾盂积水和输尿管逆流;⑩前列腺实质内血流丰富。

四、前列腺癌

较小前列腺癌超声图像极不明显,单凭超声图像诊断困难,必须依靠超声引导下穿刺活检。较晚期前列腺癌的超声可表现为:①前列腺实质内边界模糊不整齐的低回声,图像透声差,尤以外腺多见,并向外方凸隆。少数病例出现点状、斑状或团状形态不规则的强回声,伴有或不伴有后方声影浸润型腺癌无明显边界。②前列腺左右不对称。③边界不整齐,高低不平。④浸润邻近组织。⑤硬度增加。⑥腺癌血流较丰富,血管分布杂乱。

五、其他前列腺疾病超声表现

1. 前列腺结石

发生于前列腺腺泡内,常为多发、圆球状、分散于实质内的小结石。合并前列腺增生者,由于内腺的增生实质内的小结石被挤压到内外腺交界处排列成弧形。

2. 前列腺脓肿

前列腺肿大,内部回声多变,液化者为低回声,未液化者回声不均匀。脓肿向周围穿破者,包膜不完整。

3. 前列腺囊肿

前列腺内出现圆球状、椭圆球状的液性区,后方回声增强。

4. 慢性前列腺炎

前列腺大小变化不大,包膜清晰,左右对称,内部常见大小不一、分布不均的增强回声斑。

六、常见精囊疾病

(一)精囊肿瘤

原发性精囊肿瘤较为罕见。主要为精囊癌和精囊囊肿,以前者为主。声像图表现:

1. 精囊肿瘤

精囊增大、外形失常,边界模糊不清。内部正常条索状结构中断或消失,出现边缘不规则,回声强弱不均的结节。

2. 精囊囊肿

精囊处出现囊肿样改变,囊肿内部为无回声,囊壁菲薄,后方回声增强。囊肿可占据精囊的一部分或全部,使其失去正常形态。

(二)精囊炎超声表现

1. 急性精囊炎

精囊轮廓明显增大,前后径大于 1.5 cm,左右叶及双叶均可增大。精囊张力增加,近似椭圆形。表面蟠曲部分伸直如蚯蚓状。囊壁模糊不清,回声增强。囊内回声减低,其间有散在的点状回声。精囊血供明显增多,血流速度增高,阻力指数降低。

2. 慢性精囊炎

精囊增大的程度较急性期为轻,多正常大小。呈梭形,其远端呈椭圆形。原有的蟠曲状表面不明显或消失,壁僵直、增厚。黏膜皱襞回声增强、粗糙,呈断续状,精液内点状回声增多且粗亮、浑浊、有斑点状或条状强回声散在分布,透声减弱。精囊内及左右边缘可见散在的斑点状彩色血流信号显示,多为动脉频谱。

(三)精囊结石超声表现

结石多位于精囊后壁前方,在精囊低回声区内显示单个或多个粗点状强回声,较小的结石多无声影。较大的结石呈圆形或椭圆形强回声,后方伴有声影。一般见于慢性精囊炎患者,具有慢性精囊炎和结石的声像图表现。结石常为数毫米大小,典型者在精囊内见强回声伴有声影。

第十四章

腹膜后间隙及大血管、肾上腺

腹膜后间隙是介于后腹膜到腰背部肌群前筋膜和脊柱前缘之间的解剖空间概念。此区域内既包含有肾脏、肾上腺、胰腺、十二指肠（球部除外）、腹主动脉、下腔静脉等器官，还有许多（如淋巴结、脂肪、纤维等各种结缔组织，神经节和神经纤维）组织位于其间。

第一节　局部解剖

一、腹膜后间隙解剖

腹膜后间隙上始于后横膈，下抵达腹膜的骨盆反折处，前壁为后腹膜，侧壁及后壁为腹横肌等腰部肌肉的前筋膜，中央为脊柱锥体前缘。腹膜后间隙中主要器官有胰腺、双侧肾上腺、肾脏和输尿管、十二指肠降部至升部；腹主动脉及其附属分支，下腔静脉和左右肾静脉。影像学探讨的腹膜后间隙不包括上述消化系和泌尿系脏器，由于肾上腺较小，其周围是腹膜后肿瘤好发部位，许多研究者将肾上腺肿瘤列入此范围探讨。

二、腹膜后大血管及其主要分支或附属分支

1. 腹主动脉

在脊柱前方偏左侧，横切时呈圆形无回声区，有明显的节律性搏动，纵切时呈一条长管状无回声区，上起自第十二胸椎之前，经膈肌主动脉裂孔下降至第四腰椎水平，分为左右两髂总动脉，并再分为髂内及髂外动脉。冠状切面显示时探头置于右侧腹部腋中线处，可见有两条长管状无回声区，近侧者为下腔静脉回声，远侧随心脏节律搏动者为腹主动脉。彩色多普勒显示：腹主动脉最大流速约 56 cm/s，每搏量为 (38.4 ± 11.92) mL。

2. 腹主动脉主要分支

（1）腹腔动脉　腹腔动脉为腹主动脉穿过膈肌后的第一个不成对分支。其主要分支有：肝动脉、脾动脉、胃左动脉。

(2) 肠系膜上动脉　由腹腔动脉起点下几毫米至 1 cm 处的腹主动脉前壁分出，斜向足侧，一般与腹主动脉夹角不超过 30°，在胰腺及脾静脉后方通过，继而跨过左肾静脉前方，经胰腺钩突及十二指肠水平段前面，分布于肠系膜及小肠。

3. 下腔静脉

在脊柱右前方，横切时腹主动脉呈椭圆形或较扁平。在纵切声像图上，呈一条长管状无回声区，管壁随心脏舒缩而有明显波动，下腔静脉的内径随呼吸运动的变化较大。

4. 下腔静脉主要属支

(1) 髂总静脉　左右髂总动脉位于第五腰椎的前方，斜向两侧盆壁，并在此汇合形成下腔静脉。

(2) 肾静脉　于肾门平面与脊柱间横切，右肾静脉较为细短，很快即流入下腔静脉，左肾静脉从左肾门出来，经肠系膜上动脉后方越过腹主动脉前壁而注入下腔静脉。

第二节　常规超声检查

一、适应证

1. 腹膜后肿瘤

原发性肿瘤（良性、恶性）；转移性肿瘤（转移性淋巴结肿大）。

2. 血肿（外伤性、自发性）。

3. 脓肿（一般细菌性、结核性）。

4. 其他

腹主动脉瘤、下腔静脉病变、腹膜后纤维化等。

二、超声检查技术

(一) 仪器条件

1. 仪器

腹部超声诊断仪。彩色和频谱多普勒超声，若具备如组织谐波、超宽视野成像等新功能者更好。

2. 探头

常规应用 3.5～5.0 MHz 凸阵探头，对于瘦小体型，可加用 7.0～10.0 MHz 的腹部高频探头。

(二) 扫查方法

1. 检查前准备

(1) 宜空腹，必要时于检查前排净大便，减少胃肠道气体干扰。

(2) 已经接受钡剂消化道造影的患者,在钡剂全部排出体外后,再安排超声检查为宜。

(3) 饮水或口服胃肠造影剂充盈胃肠腔,有利于对腹膜后器官和病变的辨认。

(4) 下腹部和盆腔检查时,宜充盈膀胱。

2. 常用体位

(1) 仰卧位:是最常用超声检查姿势。

(2) 侧卧位:左或右侧卧位有助于观察病变的活动性,病变和胃肠结构的关系等。

(3) 俯卧位:超声探头放在后腰部对腹膜后间隙扫查。

(4) 膝-肘卧位:患者在检查床上采取跪姿,双膝和双肘部接触床面,使腹侧壁悬空;持探头在后腰部和腹侧进行超声扫查,用于检查占位性病变的活动性。

3. 腹膜后肿物的定位方法

(1) 腹膜后肿瘤位置深在;随呼吸和体位的变换的活动幅度比腹膜腔脏器小;此特点在上腹部尤为明显。验证方法:探头纵向扫查,将肿瘤显示于图像中央部位,患者做腹式深吸气时膈肌向腹部运动,腹壁向前隆起,腹腔脏器(肝脏、脾脏、胃肠等)向足侧移动,位于肿瘤旁的腹腔脏器可以移到肿瘤腹侧(肿瘤和腹壁间),犹如在山腰的登山者攀上山峰状,故称为"越峰"征。

(2) 肿瘤"悬吊"征:用于中等度大小的腹部肿瘤定位。患者采膝-肘俯卧位。持探头在腹侧扫查,腹膜腔肿瘤多因重力作用压向腹壁,胃肠等被压扁或被挤压到肿瘤周围。腹膜后肿瘤因受后腹膜限制则不能向腹壁侧移动,此为肿瘤"悬吊"征象阳性。

(3) 使腹膜后脏器(如肾脏、胰腺、腹主动脉、下腔静脉等)挤压移位,形态、位置改变,或使升、降结肠向前、前内侧移位的肿瘤为腹膜后肿物。

(4) 腹膜后肿瘤可以压迫肾盂、输尿管或十二指肠,引起泌尿系或十二指肠梗阻。

(5) 腹膜后大血管后方或其周围的肿瘤可确认为腹膜后肿瘤。腹主动脉,下腔静脉,肾脏等可部分或全部被肿物包绕,均能提示肿物来源于腹膜后。

(三) 腹膜后大血管和腹膜后肿瘤局部血流的 Doppler 超声检查

1. 在完成二维灰阶超声检查后做彩色多普勒超声检查和记录。

2. 腹主动脉近端的 Doppler 检查常可以看到波峰高而窄的双相频谱,远端为三相频谱,髂总动脉也可出现三相频谱。腹主动脉近端收缩期峰值速度比腹主动脉远端高。

3. 腹主动脉近端发出的内脏动脉分支如腹腔动脉、肠系膜上动脉(SMA)、肾动脉的血流均呈低阻型,SMA 比腹腔动脉阻力略高,但进食后阻力降低。

4. 下腔静脉常受左房收缩传递而来的搏动影响发生波形频谱的改变,吸气时下腔静脉管腔变小;深吸气后,屏住呼吸(Valsalva 动作)下腔静脉管径增宽。检查时,须注意大血管腔内彩色多普勒血流信号充盈度,有无异常彩色"镶嵌"征象,记录特殊多普勒频谱波型变化。

第三节 腹膜后疾病

一、囊液性占位性病变

腹膜后液性占位性病变可分成积液和囊性肿瘤两类:前者包括脓肿、血肿、假性胰腺囊肿;后者,囊性肿瘤常见的有淋巴管囊肿、脐尿管囊肿、皮样囊肿和畸胎瘤等。

二、腹膜后脓肿超声表现

(1)脓肿的形态可为圆形、椭圆形,也可为不规则形。
(2)常局限于一个腹膜后间隙,也可由于瘘道而形成多个不规则积液区。瘘道通常不易看到。
(3)稀薄均质的脓肿常表现为低回声,脓液中颗粒性物质增多使回声变得复杂而显得不均匀。偶尔在脓肿内可见气体形成的强回声团后伴声影,气体源于产气微生物,或者脓肿通过瘘道与肠道相通。

血肿超声所见:
①血肿和脓肿相似,呈圆形、椭圆形或不规则低回声病灶,具有很好的透声性。
②血肿可因血块形成而呈中等乃至高、强回声,少量的新鲜出血有时也能表现为较强回声。

三、淋巴管囊肿超声表现

1. 多呈圆球或椭圆球形,囊壁薄而平滑,可有细小分隔,单房或多房。
2. 液体呈均匀的无回声,当淋巴管囊肿继发感染,其内液体变浑浊,表现为液状低回声内有颗粒性回声点游动现象,借此可以与实性肿瘤相鉴别。

四、畸胎瘤基本病理形态结构特点和超声表现

(1)圆球或类圆球状肿瘤,囊壁薄;
(2)囊液结构复杂多变:稀薄液体为液性低回声,容易观察到小颗粒状物的移动;稠厚液体则呈低到较高回声,颗粒性物质在其中的移动现象常不明显;
(3)脂类物质和毛发混合时常为一较强回声团块结构,后方多伴有声影,若周围有液体伴随,探头加压时强回声结构有浮动现象,是为"冰山顶"征;
(4)脂-液结构:当稀薄的脂类漂浮于一般液体上时,超声呈现高、强回声在上,液体的无回声或低回声在下的图像,脂-液交界处为一个和水平面一致的线段,称为脂-液面;

(5) 其他类如块状、条状、弧状的强回声伴有声影的结构多与骨骼等钙化相关；

(6) 肿瘤边界不清、形态不规则，近期内复查有明显增大趋势，囊壁增厚，内壁欠平滑等常为恶性指征。

五、腹膜后淋巴结肿大超声表现和超声鉴别诊断

(一) 正常淋巴结

正常淋巴结多为扁平的长梭形直径多在 1.0 cm 以下，一般超声检查不易发现。

(二) 引起淋巴结肿大的原因

1. 良性疾病中，以感染多见，如结核、结节病、胰腺炎、克隆病。
2. 反应性淋巴结增生多见于免疫性疾病，如 AIDS、慢性肝脏疾病等。
3. 肿大的良性结节还可见于胆囊切除、心脏移植术后。
4. 恶性肿瘤以转移性最为多见。多来源于腹部各个脏器的癌或肉瘤，胸肺以及乳腺的恶性肿瘤液常转移到腹膜后的淋巴结群。
5. 原发的淋巴结肿瘤：恶性淋巴瘤。

(三) 超声表现

1. 肿大的淋巴结呈圆球、卵圆或椭球体状。边缘一般清楚可认，呈低或较低的实质回声。
2. 多发的淋巴结形态回声相似，常积聚于腹膜后大血管周围。

(四) 超声鉴别诊断

1. 转移性淋巴结肿大

淋巴结肿大的发病部位，发展规律和原发灶密切相关。转移首先在距离原发肿瘤的脏器最近部位开始，逐渐从单发到多发，并且向远位淋巴结扩散，多发的转移性淋巴结最终将融合成复合性包块而失去淋巴结的形态特点。这种包块多包裹在腹主动脉等大血管周围。转移性淋巴结还和原发肿瘤的组织来源相关，肉瘤转移生长速度较快，增大的淋巴结个体较大，实质内容易出现坏死液化，卵巢、胰腺等部位的囊性腺癌的淋巴结转移常呈液性。

2. 原发恶性淋巴结瘤

早期仅能发现数个淋巴结肿大，无特异性。典型的恶性淋巴瘤的淋巴结肿大明显，个体最大直径可达 4.0 cm 以上。多发融合的淋巴结之间的界线清晰可认，实质回声低弱而均匀，晚期患者的淋巴结常波及腹部较广泛区域。肝脾常同时受累发生肿大。

3. 炎性淋巴结肿大多呈圆形或椭圆形，常有清晰的淋巴结门回声，实质多为均匀的低回声。

4. 结核性淋巴结肿大

受累的肿大淋巴结常为多发性，大小不等，各自的回声有较大差异，坏死液化部位出现不规则的无回声或低回声，纤维化则使回声增强，钙化呈强回声并且伴有声影。腹膜后淋巴结结

核多位于腹主动脉、胰腺周围、肠系膜根部。有时还伴有周围脏器(如胰腺、脾脏、腰大肌)等结核感染。

常见淋巴结肿大超声鉴别对照表,见表 14 – 1。

表 14 – 1 常见淋巴结肿大超声鉴别对照表

类别	恶性淋巴瘤	淋巴结转移性肿大	淋巴结核
出现部位	腹膜后,肠系膜根部	与原发性肿瘤有关	腹腔,上腹膜后
数量	多个或大量	单个或数个	数个
分布	较广泛	区域性分布	相对集中
形态	圆形或类圆形	类圆形或不规则	椭圆形或不规则形
边界	清晰	较清晰或不清晰	欠清晰
融合团块	淋巴结间有分界	淋巴结间无分界	少见
回声类型	低回声	低回声或等回声	低回声或混合回声
内部回声	均匀	均匀或不均匀	小者均匀
后方回声	增强	多无增强	部分增强或减弱
液化	无	少	可见
钙化	无	无	可见
腹水	无	可有	常有
其他表现	肝脾肿大	腹部或胸部有肿瘤	肺或肠有结核病灶

六、腹膜后原发实性肿瘤

(一)腹膜后原发肿瘤

腹膜后原发肿瘤是指除了肾、胰腺和十二指肠等脏器来源的腹膜后间隙的肿瘤,肾上腺区域的肿瘤也被列入腹膜后讨论。腹膜后原发实性肿瘤的组织来源复杂,常见者为:脂肪肉瘤(脂肪瘤),平滑肌肉瘤(平滑肌瘤),纤维肉瘤(纤维瘤,纤维瘤病),恶性间皮瘤,血管肉瘤(血管瘤),淋巴血管肉瘤(淋巴瘤),恶性神经鞘瘤(神经鞘瘤),恶性神经纤维瘤(神经纤维瘤),恶性神经节瘤(神经节瘤),恶性畸胎瘤(良性畸胎瘤)等。

(二)超声鉴别诊断

1. 纤维肉瘤

肿物巨大;不规则状,边界欠清楚,内部为不均匀的混合回声,瘤体内可有不规则的坏死液化区;还常见较小的钙化。

2. 良性神经源性肿瘤

多发生于脊柱两侧。肿瘤呈类圆球状或分叶状,边界清楚。瘤体内部常伴有程度不同的弥散小出血灶,使内部回声趋向不均匀;较大坏死液化灶可呈无回声。肿瘤单发为主。

3. 恶性神经源性肿瘤

肿瘤多为不规则体,瘤体一般较大,边界不清楚,内部回声不均。内部常有弥漫出血灶,或伴有较大不规则坏死液化区。

4. 脂肪瘤

肿瘤边界清晰,内部以较均匀的强回声为主。有时瘤体后方伴有声衰减。

5. 脂肪肉瘤

瘤体内回声由低至较强回声不等。生长速度快,边界不整或欠清晰、内部回声不均、变性或坏死可见回声减低和液化。单发为主,也可有二三个肿瘤同时出现。

6. 平滑肌肉瘤

较大的原发和继发性平滑肌肉瘤在形态结构上不容易区别。较小肿瘤多为分叶状,边界清晰。大者可达 20 cm 以上。边界欠清晰。肿瘤内部回声为不均匀的低回声;有时瘤内伴有液化。肿瘤周围经常伴有淋巴结转移,容易在肝脏出现转移灶。较大的肿瘤内部容易出现坏死液化。液化区可在实质的任何部位,形态各异,单个或数个并存。

7. 脊索瘤

易发生在骶骨或腰椎部位,和脊柱紧贴。肿物无明显包膜。边界欠清晰,实质回声点细小均匀,以低回声为主,在实质内或其边缘处可见散在小点状、条状强回声,并伴有声影,是为钙化结构。实质和囊性部分之间的分界清晰平整。

8. 间皮肉瘤

边界欠清晰,常有不规则钙化。软组织回声点较粗,不均匀;液化区一般不大。

七、动脉瘤

动脉瘤(aneurysm)动脉壁异常扩张和膨大形成动脉瘤。可分为真性动脉瘤(true aneurysm)、假性动脉瘤(false aneurysm)和夹层动脉瘤(dissecting aneurysm)。

(一)腹主动脉瘤

腹主动脉瘤(abdominal aneurysm)是动脉瘤中最常见的类型,病情凶险,若不及时治疗,常可因瘤体破裂而导致病人死亡。

超声表现

(1)主动脉呈囊状或梭形局限性扩张。

(2)腹主动脉瘤壁与正常腹主动脉壁回声、腹主动脉瘤腔和两端正常腹主动脉腔连通。

(3)瘤壁搏动较正常腹主动脉壁弱;瘤体内血流异常,有时二维超声也可见血流中散在小点状或云雾状回声呈翻滚状流动。

(4)横切面见腹主动脉瘤处管腔明显扩大,呈圆形或非对称性膨大。

(5)腹主动脉瘤壁间合并血栓时,管壁增厚,当腹主动脉瘤壁血栓延及全周时,腹主动脉瘤管壁呈低回声全周性增厚,回声均匀或不均匀;有时表现为壁上向腔内突出的附着实性斑块状稍强回声。

(6)腹主动脉管腔径可因血栓导致狭窄;彩色血流与腹主动脉彩色血流相互连续,血流的形态及色彩与瘤腔的大小及有无血栓有关,较小的腹主动脉瘤的彩色血流显示与腹主动脉彩色血流一致。较大的腹主动脉瘤内的彩色血流色彩杂乱,或呈涡流状;横切面的动脉瘤处彩色血流多呈红蓝相间色或多色彩镶嵌状。

(7)频谱显示波形异常(三相波型、二相波型或单相波型),收缩期血流峰值速度减慢,频带增宽,空窗消失。舒张早期的反向小峰消失。较大的瘤体内呈低速湍流或旋流频谱,在基线上显示单向与静脉频谱相似的或在基线上下均显示血流频谱信号。

(二)腹主动脉剥离

主动脉内壁可在任何水平发生剥离,其剥离范围可长可短。腹主动脉剥离(腹主动脉夹层动脉瘤;aotic dissection)单独发生很少见,多数是由胸主动脉夹层向下延伸所致。患者常以剧烈的胸腹痛就诊。

超声表现

(1)腹主动脉腔内出现细条带状回声,将腹主动脉分为上下两条管状结构。

(2)横切面见条带两端连于腹主动脉两侧壁,将腹主动脉分成两个半圆形腔,心脏搏动时,两腔内回声变化不一致;细条带随心动周期摆动;条带连续中断处为原发破裂口。

(3)腹主动脉可继发扩张,内径增宽,搏动较弱;严重的腹主动脉剥离,腹主动脉明显扩张、增宽。

(4)彩色多普勒血流显像见腹主动脉内两条彩色血流带,彩色血流带的色彩不同。

(5)真腔内呈单色并较亮,假腔内色彩较暗,不规则。

(6)收缩期在破裂口处彩色血流束从真腔进入假腔,流速较快,色彩较亮或呈多色彩显示。

(7)严重的腹主动脉剥离时,真腔、假腔内流速均明显减慢,不显示彩色血流,内充满细点状回声。

(8)真腔内的血流频谱异常,收缩期流速减低,频带增宽,舒张早期的反向小峰消失;假腔内的血流频谱不规则,可表现为收缩期小峰,舒张期无血流频谱显示,或无明显心动周期规律,呈不规则频谱显示,流速低;破口处常呈高速湍流频谱。

(三)腹主动脉假性动脉瘤

腹主动脉假性动脉瘤由外伤或感染致血管损伤所致。

超声表现

(1)腹主动脉形态尚正常,腹主动脉旁见不规则的无回声区或低回声区,其壁较厚,与腹主动脉壁不连续,可有微弱的搏动或无明显的搏动。

(2)瘤腔大小不随心动周期而发生变化;腹主动脉的管壁连续中断,断裂处与腹主动脉旁血肿低回声相连通,或有一小低回声带与腹主动脉旁低回声相连通。

(3)厚壁无回声区内能显示彩色血流信号,呈旋涡状或多色彩显示。

(4)腹主动脉侧壁上显示细窄的较亮的彩色血流射入无回声区内;狭窄连接处能检测到

高速的湍流频谱；无回声区内血流为低速湍流频谱。

第四节　肾上腺

一、肾上腺解剖

肾上腺位于腹膜后脊柱两旁，相当于 11 胸椎平面。右肾上腺呈三角形，位于右肾上极的内上方，其内侧部分在下腔静脉的后面。左肾上腺呈月牙形在左肾上极的内前方，胰尾的后上方和腹主动脉的外侧。

二、检查方法及正常肾上腺超声表现

首选凸阵探头。频率采用 3.5 MHz, 5.0~8.0 MHz。

（一）检查方法

1. 仰卧位经肋间扫查

（1）沿肋间切面：以腋前线为中点，沿第 7、8、9 肋间做斜行扫查，肾上腺在肝或腺和肾上极之间，呈一扁薄条带状回声，略呈三角形，右肾上腺的底边与下腔静脉靠近。

（2）纵向切面：在右侧第 9、10 肋间腋前线和腋中线，以肝作为声窗做纵向扫查，在左侧第 9~10 肋间腋后线或腋后线后方 2 cm 处，以脾、左肾作为声窗做纵向扫查。

（3）横向切面：在第 9、10 肋间右侧取腋前线和腋中线，左侧取腋后线或其后 2 cm 处做横向扫查，在下腔静脉后方和腹主动脉外侧寻找肾上腺病灶。

2. 仰卧位经侧腰部途径

在腋后线做冠状切，超声束经过肝、肾或脾肾指向内侧，先探到肾脏图像，然后把声束从后方慢慢转向前方做连续切面观察。右侧肾上腺位于下腔静脉之后，于右肾上极的上方内侧寻找右侧肾上腺病灶。左侧肾上腺位于腹主动脉与左肾上极之间，就在脾、肾、腹主动脉三者汇合处和肾与腹主动脉之间寻找左侧肾上腺病灶。

3. 俯卧位经背部途径

于右侧探及下腔静脉时，在其后方，右肾上极的前方寻找右肾上腺病灶。在左侧探及腹主动脉时，声束的指向应稍稍向外侧偏移，在左肾上极的前方寻找左肾上腺病灶。

4. 仰卧位经腹途径

（1）右肋缘下斜向切面：扫查线与右肋弓平行。在肝脏后方右肾上极和下腔静脉之间的区域寻找右肾上腺病灶。

（2）右肋缘下纵切面：在右肾的上方内侧寻找右肾上腺病灶。

（3）上腹部横切面：在胰腺的后方寻找左侧肾上腺病灶，其范围上起肝左叶的下缘，下至左肾门上方和腹主动脉左旁。

(二)正常肾上腺声像图

切面可呈三角形、新月形、V字形或Y字形中等回声区,多小于3 cm。正常肾上腺左侧显示低于右侧。

三、肾上腺皮质腺瘤及腺癌的超声表现

1. 腺瘤

90%单侧生长,直径多在1.0~2.0 cm。瘤体呈圆球状或椭圆球状低回声结节,边界清楚,明亮。

2. 腺癌

超声发现时往往较大,边界清楚,呈圆球状、椭圆球状或分叶状,内部回声中等,欠均匀,容易出现坏死液化。

四、嗜铬细胞瘤的超声诊断

肿瘤大小差别较大,一般在4.0~5.0 cm,圆球状或椭圆球状,边界呈较高的条带状回声,内为中等或低回声,有时可见坏死液性无回声。肾外嗜铬细胞瘤常见于肾门、腹主动脉或下腔静脉旁,甚至可以发生在腰大肌附近,也有发生在膀胱壁上的报道。有功能的嗜铬细胞瘤在超声探头加压时,常出现血压升高。

第十五章

子宫与附件

第一节 子 宫

一、子宫解剖

子宫位于骨盆腔中央,呈倒置的梨形,成年人的子宫重约50 g,长7~8 cm,宽4~5 cm,厚2~3 cm,子宫体壁由浆膜层、肌层、内膜构成,育龄妇女正常子宫内膜厚度不超过14 mm,有周期性变化。绝经后妇女正常子宫内膜呈线状或显示不清,厚度一般不超过4 mm。子宫动脉发自髂内动脉前干,子宫动脉发出一下行小的阴道支,沿途发出弓状动脉,上升至子宫角时,即分为三支,一支分布于宫底,一支分布于输卵管,而另一支分布至卵巢。

子宫动脉在非妊娠状态下频谱正常波形显示为收缩期的尖锐峰,舒张期速度减低,并形成舒张早期"切迹"等特殊表现。并可观察到随月经周期的明显变化。

二、检查方法

1. 经腹超声检查。
2. 经阴道超声检查。
3. 子宫、输卵管声学造影检查。
4. 彩色与频谱多普勒观测内容。

三、子宫畸形分类

根据副中肾管发育的障碍不同可将子宫、阴道的先天性畸形分为以下几类:
(1)幼稚子宫或先天性无子宫。
(2)单角单颈子宫。

(3) 双子宫。
(4) 双角双颈子宫。
(5) 双角单颈子宫。
(6) 弓形子宫。
(7) 纵隔子宫。
(8) 不完全纵隔子宫。
(9) 混合缺陷。

四、子宫肌瘤病理特点、声像图表现与多普勒超声特征

1. 病理特点

肌瘤由平滑肌与纤维结缔组织交叉组成，周围有被压缩的肌纤维所组成的假包膜，假包膜与肌瘤间有疏松的结缔组织。直径4 cm以上较大的肌瘤由于供血障碍、营养缺乏可发生继发变性，如水肿、玻璃样变、囊性变、红色变性，肉瘤变少见。

2. 声像图表现

(1) 子宫增大或出现局限性隆起，致子宫切面形态失常。
(2) 肌瘤结节一般呈圆形低回声区或等回声区或回声不均的强回声区。
(3) 子宫内膜回声移位与变形。
(4) 膀胱产生压迹与变形。
(5) 继发变性时，可见边界模糊无回声区或边界清晰的圆形无回声区及强回声团或弧形强回声带，其后伴声影。

3. 彩色多普勒超声表现

彩色多普勒超声检查，多数肌瘤周围显示环状或半环状血流。

4. 鉴别诊断

(1) 子宫肥大症。
(2) 子宫腺肌瘤。
(3) 卵巢肿瘤。
(4) 盆腔炎性包块。
(5) 子宫内膜增殖症。
(6) 子宫畸形。

五、子宫肌腺症

子宫肌腺症彩色多普勒血流显像一般无特征性表现，其血供来源于子宫正常血管；在血管的分布上，病灶周围无环状或半环状血流；可与子宫肌瘤鉴别。

六、子宫腔内良性病变声像图表现与鉴别诊断

子宫内膜息肉:非弥漫性子宫内膜增生可产生子宫内膜息肉,它是内膜局限部位受激素刺激而形成,是非赘生性的。经阴道超声表现为子宫内膜局限性增厚隆起,呈中等强度回声或低回声,彩色多普勒超声检查常可见到血管从息肉基底部进入。

七、子宫内膜癌声像图与多普勒超声检测

1. 病变特点

大体病理检查分三型:①弥漫型;②局限型;③息肉型。

2. 声像图表现

(1) 子宫增大。

(2) 弥漫型:子宫内膜呈不均匀增厚,局限型局部呈团块回声;当癌组织有坏死、出血时,可见不规则的无回声区。

(3) 癌组织阻塞子宫颈管时可表现宫腔积液、积脓或积血所致的无回声区。

(4) 经阴道超声可检测子宫内膜癌肌层浸润深度,一般分为:无肌层浸润、肌层浸润<50%、肌层浸润>50%,还可观察宫颈管是否累及。这对于手术方式的选择和预后的判断均有重要意义。

3. 鉴别诊断

(1) 子宫肌瘤变性;

(2) 多发性子宫肌瘤;

(3) 绒毛膜上皮癌;

(4) 子宫平滑肌肉瘤。

4. 彩色多普勒超声表现

经阴道彩色多普勒超声检测子宫动脉和病变处血流对子宫内膜癌诊断有一定帮助。主要表现为内膜癌肿瘤周边或内部可见较丰富血流,频谱多普勒波形呈低阻特征。RI 阈值为 0.4~0.6。

第二节 卵 巢

一、卵巢解剖

卵巢具有双重血供,即从腹主动脉发出的卵巢动脉和子宫动脉上升支分出的卵巢支。

二、检查方法及正常卵巢超声表现

1. 成熟卵泡的特点

排卵前正常卵泡最大直径范围为 17～24 mm,体积为 2.5～8.5 mL,有学者报道卵泡小于 17 mm 为未成熟卵泡,多不能排卵。

2. 已排卵的指征。

三、卵巢子宫内膜异位囊肿

1. 病理

卵巢子宫内膜异位症最常见,50% 以上累及双侧卵巢,囊内含巧克力样陈旧性血液。囊肿直径一般为 5～6 cm,最大可达 25 cm。囊肿多与周围组织紧密粘连。

2. 临床表现

一般多有痛经,呈继发性渐进性,有逐年加剧倾向。如阴道直肠膈受累,可在阴道后穹窿扪及或看到突出的紫蓝色结节。

3. 声像图表现

圆形或不规则无回声,壁厚、内壁欠光滑,中等大小。由于血液的机化和纤维素的沉积,其内可出现不均匀的回声,在月经期检测时,尚可显示肿块的增大,无回声区内细小点状回声可随体位移动。声像图上可分为

(1)单纯囊肿型;

(2)多囊型;

(3)囊内均匀光点型;

(4)囊内团块型;

(5)混合型。

卵巢子宫内膜异位囊肿声像图类型可随月经周期相互演变。

四、卵巢非赘生性囊肿临床表现、声像图特征

卵巢非赘生性囊肿是一种囊性结构而不是卵巢肿瘤,绝经前妇女常见,多能自行消退。主要有:

(1)滤泡囊肿 生理性囊肿,由于卵泡不成熟或成熟后不排卵,卵泡未破裂或闭锁,卵泡液潴留而形成囊肿,常为多发性。

(2)黄体囊肿 是黄体形成过程中,黄体血肿液化形成,一般大于 3 cm。妊娠黄体囊肿一般在妊娠 3 个月自然消失。

(3)黄素囊肿 与滋养细胞肿瘤伴发,多呈双侧性。

(4)多囊卵巢 常见症状是多毛、肥胖、月经不调和不孕。

声像图特点:双侧卵巢均匀性增大;卵巢一个切面内卵泡数目多于10个,直径多数小于5 mm;经阴道超声可发现髓质面积增大,回声增强,血流丰富。

五、卵巢良性肿瘤

1. 卵巢囊性畸胎瘤

卵巢囊性畸胎瘤——皮样囊肿,是最常见的卵巢肿瘤。占所有卵巢畸胎瘤95%以上,最常见于青年女性。声像图表现有:脂液分层征;面团征;瀑布征;星花状;杂乱结构征,可伴有声影或声衰减。

2. 浆液性囊腺瘤

浆液性囊腺瘤主要发生于生育年龄,双侧性占15%,可分为单纯浆液性及乳头状两种,单纯性浆液性囊腺瘤占所有良性卵巢瘤的15%左右,肿瘤直径一般为5~10 cm。声像图表现:呈圆形或椭圆形无回声区;囊壁纤薄,光滑完整;肿瘤轮廓清晰;囊肿后壁及后方回声增强。

3. 黏液性囊腺瘤

多为单侧多房性。囊壁呈均匀厚壁型(>5 mm);无回声区有细小点状回声;肿瘤体积较大,直径多在10 cm以上;少数有乳头状物生长。

六、卵巢恶性肿瘤病理特点、声像图特征与多普勒超声检测

1. 浆液性囊腺癌

浆液性囊腺癌是成人最常见的卵巢恶性肿瘤,占卵巢上皮性癌的50%,1/2为双侧性,肿瘤大小10~15 cm,多为部分囊性部分实性,呈乳头状生长,肿瘤生长很快,常伴出血坏死。

2. 黏液性囊腺癌

黏液性囊腺癌多由黏液性囊腺瘤演变而来,常只限一侧,声像图表现:①呈椭圆形或分叶状无回声区;②囊腔内有较多分隔,不均匀性增厚;③增厚的囊壁可向周围浸润,多伴有腹水;肿瘤新生血管频谱多普勒呈低阻波形。

3. 卵巢实性恶性肿瘤

卵巢实性恶性肿瘤多发生于生殖细胞,主要见于儿童及青年,除实性畸胎瘤外,还有无性细胞瘤和内胚窦瘤。

4. 卵巢转移性恶性肿瘤

卵巢转移性恶性肿瘤主要来自胃肠道、乳房及子宫内膜的原发肿瘤。由胃肠道或乳腺转移到卵巢者称为库肯勃瘤,常为双侧性,实性,多伴有腹水,组织中存在印戒样细胞。结合原有胃肠道或乳腺肿瘤的病史,则可做出诊断。

第三节 盆 腔

一、盆腔生殖器炎症

慢性输卵管积水多为双侧性,声像图表现为:①多在双侧附件部出现纺锤形肿块;②肿块边缘较清晰,呈薄壁状;③肿块内部呈无回声区;④与子宫周围粘连严重时,可与子宫直肠陷凹积液连成一片包围子宫。

急性盆腔炎,早期阶段声像图一般无特征表现,附件区可见大小不等增厚迂曲的连续管状结构,当脓肿形成时可见管状长形肿块,边缘模糊,子宫直肠陷凹可见积液,卵巢可增大。

二、盆腔静脉曲张症

绝大多数盆腔静脉曲张发生于30~50岁的经产妇,是由慢性盆腔静脉淤血所引起的综合征,是盆腔静脉数量增多,呈丛样分布,各静脉丛间有交通支连接;彩色多普勒血流显像主要表现为子宫旁串珠状或蜂窝状无回声区,呈红、蓝相间血流,频谱为连续低速无搏动的波形。

第十六章

产 科

第一节 正常妊娠的超声诊断

一、早孕的诊断及测量

早孕超声检查可显示妊娠囊、胎芽、原始心管搏动和卵黄囊,卵黄囊正常值是 2~5.6 mm。胚胎的器官发育在孕 10 周时完成。双蜕膜征是着床过程中发生少量出血,致使子宫包蜕膜与壁蜕膜分离。它在早孕超声鉴别诊断中具有很重要价值,假妊娠囊即子宫蜕膜管型仅具单环,不会显示双环。

早孕期间超声检查主要测量胎囊大小、头臀长,并可判断孕周;在妊娠 6 孕周时,叶状绒毛膜与底蜕膜已形成了原始胎盘,声像图表现为妊娠囊的局部增厚及回声增强;在妊娠 8 周,超声可以辨认出胎盘。

二、胎儿发育与标准测量

(1)胎头双顶径标准测量。
(2)胎儿头围标准测量。
(3)胎头侧脑室标准测量。
(4)胎儿腹围标准测量。
(5)胎儿股骨标准测量。

第二节　异常妊娠的超声诊断

一、流产

1. 先兆流产。
2. 稽留流产。

二、异位妊娠临床表现、声像图特点与鉴别诊断

受精卵在子宫腔以外的器官或组织中着床发育,称为异位妊娠。异位妊娠中95%为输卵管妊娠,其他的部位有子宫颈、子宫残角、卵巢、腹腔。而输卵管妊娠以壶腹部占多数,为50%～70%;峡部占22%;伞部及间质部各占5%。

临床表现:在流产或破裂前,一般无明显症状,破裂后腹痛为主要症状,血人类绒毛膜促性腺激素(HCG)滴度一般比正常宫内妊娠低。

输卵管妊娠的经腹超声检查声像图表现:①子宫增大;②附件区囊性或囊实性包块;③子宫直肠陷凹积液;④宫腔积液。经腹与经阴道超声检查对破裂型输卵管妊娠诊断的准确性无差异,经阴道超声检查对早期未破裂型输卵管妊娠诊断具有重要意义,声像图表现是:附件区环状回声,彩色多普勒超声显像其旁可见血流,约20%可见胎芽及原始心管搏动或卵黄囊。

鉴别诊断
(1)黄体囊肿破裂。
(2)急性阑尾炎。
(3)卵巢囊肿扭转。
(4)盆腔炎性包块。
(5)子宫肌瘤部分囊性变。
(6)早期流产。

三、多胎妊娠

多胎妊娠中双胎较为多见,约占妊娠总数的1/80。多胎妊娠孕妇并发症多,早产发生率和围产期死亡率高。

四、过期妊娠

过期妊娠的声像图表现:①胎盘大多显示过熟征象;②胎儿测值常小于同孕龄胎儿;③胎

儿皮下脂肪变薄;④羊水量减少。

五、胎儿宫内生长迟缓

超声诊断胎儿宫内生长迟缓主要观察指标:①胎头双顶径(BPD);②胎儿头围、腹围;③头围与腹围比例;④股骨长;⑤脐动脉 S/D。

六、胎儿畸形

(一)中枢神经系统缺陷

1. 无脑儿

无脑儿是胎儿中枢神经系统缺陷中最常见的一种畸形,是超声最早可辨认的胎儿畸形之一。无脑畸形儿缺少颅盖骨,大脑半球完全没有发育或发育不全,常合并脊柱裂和羊水多。无脑儿声像图表现:孕 12 周以后缺少颅骨环,脑组织萎缩或缺如,眼球突出似青蛙眼。

2. 脑积水

脑积水是指过多的脑脊液聚集于颅腔内,分脑室系统积水和脑室外系统积水。脑积水超声测量方法有两个。一个是侧脑室率:脑中线到侧脑室外侧壁长度与大脑半球(脑中线到颅骨环内壁)比,正常值为妊娠 15 周小于 71%,妊娠 24 周以后小于 33%。另一个是侧脑室绝对宽度:侧脑室房(与其枕角连续)横断面,通过脉络膜丛测量,正常值小于 11 mm。

3. 脊柱裂

脊柱裂是因为两部分椎弓融合障碍而造成脊柱缺损,好发于腰骶椎,脊膜与脑脊液、脊神经节段可从缺损处向外膨出,常伴发脑积水。

脊柱裂声像图表现

(1)脊柱横切面三个骨化中心排列成"U"形或"V"形,后两个骨化中心向外展开。

(2)囊性膨出包块:脊膜与脑脊液、脊神经节段从缺损处向外膨出形成包块。

(3)实性包块:多为开放型脊柱裂,皮肤有缺损,骨骼不规则排列或脊神经节段膨出形成包块。

(4)颅内异常:侧脑室增宽、小脑"香蕉"征。

(5)颅骨环形状异常:"柠檬"征。

(二)消化道畸形

1. 十二指肠闭锁

十二指肠闭锁是最常见的一种小肠闭锁畸形,典型闭锁部位是十二指肠降部近壶腹部。十二指肠闭锁常伴有肝、胆、胰、心脏畸形和羊水多。声像图特征性表现为"双泡"征,较大呈长圆形的是胃泡,较小呈圆形的是扩张的十二指肠近端,双泡互相贯通。

2. 食管闭锁。
3. 肛门闭锁。

(三)泌尿系畸形

1. 肾积水

肾盂宽度的标准测量是:胎儿肾脏横断面前后径,孕 33 周以前肾盂宽度小于 4 mm;孕 33 周以后肾盂宽度小于 7 mm;如增宽需在 3~4 周后重复检查。

2. 肾囊肿。
3. 多囊肾。

(四)腹壁异常

1. 脐疝。
2. 腹裂。

七、羊膜疾病

内容从略。

八、胎盘与脐带异常

1. 前置胎盘

根据胎盘与子宫颈内口的关系,前置胎盘分为 ①低置胎盘:胎盘边缘抵宫颈,但未覆盖子宫颈内口;②部分前置:胎盘部分覆盖宫颈内口;③完全性前置胎盘:胎盘完全覆盖宫颈内口。无痛性阴道出血是前置胎置主要症状,多发生在妊娠晚期。主要危险因素有:剖宫产史、子宫手术史、高龄、多产史。超声是胎盘定位首选方法,检查时要适度充盈膀胱,如膀胱过度充盈压迫子宫下段可产生"前置胎盘"假象。主要观察指标是:明确子宫颈内口位置,判断胎盘下缘,确定胎盘下缘与子宫颈内口的关系。除经腹检查法外,可采用经会阴检查法。

2. 胎盘早期剥离

胎盘出血分为胎盘后、胎盘边缘(绒毛膜下)与胎盘前出血。胎盘后出血和胎盘边缘出血可引致胎盘早期剥离,而胎盘前出血少见,临床意义不大。胎盘早期剥离主要病理变化系底蜕膜出血,形成的血肿使胎盘与子宫分离,其主要症状是妊娠晚期腹痛与阴道出血。超声诊断的胎盘早期剥离多为胎盘边缘出血。

胎盘早剥声像图表现

(1)胎盘与子宫之间中等或强回声,1 周到 2 周后变为低回声。
(2)胎盘局部增厚。

胎盘早剥鉴别诊断

(1)子宫肌瘤;

(2) 胎盘绒毛膜血管瘤；

(3) 前置胎盘；

(4) 副胎盘。

3. 胎盘绒毛膜血管瘤。

4. 脐带绕颈。

5. 羊水异常

羊水少：超声测值羊水最大深度小于或等于 3 cm，羊水指数（AFI）小于或等于 5 cm。

羊水多：超声测值羊水最大深度大于或等于 8 cm（轻度 8~12 cm，中度 12~16 cm，重度大于 16 cm），羊水指数（AFI）大于或等于 20 cm。

九、滋养细胞疾病

1. 葡萄胎

葡萄胎是滋养叶疾病中最常见的一种类型，又称为良性葡萄胎。葡萄胎的形成是绒毛间质显著水肿及变性，血管消失，形成大小不等的葡萄样水泡，故又称为水泡状胎块。水泡壁薄，呈半透明。

葡萄胎声像图表现：①子宫增大超过妊娠周数。②子宫腔内充满大小不等无回声区，呈蜂窝状、又如落雪片状。这种声像图是葡萄胎的特异性超声所见。③黄素囊肿，25%~60%患者可伴发黄素囊肿。葡萄胎声像图须与过期流产、子宫肌瘤变性、子宫肌腺症、子宫内膜癌鉴别。

2. 恶性葡萄胎与绒毛膜癌

恶性滋养叶疾病包括恶性葡萄胎与绒毛膜癌。声像图表现：①子宫增大；②多能发现一侧或双侧黄素囊肿；③早期就可发生远处转移，最常见转移部位是肺，其他有阴道、阔韧带、膀胱及脑部。彩色多普勒超声可见病灶处丰富血流，频谱呈低阻波形；经阴道彩色多普勒超声常用于发现宫旁侵犯病灶。

第十七章

头、颈及四肢

第一节 颅 脑

一、颅脑解剖

脑的解剖分区包括大脑两半球、小脑、间脑和脑干四部分。大脑半球又分为额、颞、顶、枕四个叶。

脑的动脉供应来自成对的颈内动脉和椎基底动脉。

颈内动脉根据行程分为四段,即颈段、岩内段、海绵窦段和前床突上段,后两段走行呈"S"形弯曲,临床上称为虹吸部,是动脉硬化的好发部位之一。颈内动脉从颅底颈动脉管内口进入颅内,在前床突上段分为眼动脉、后交通动脉、大脑前动脉、大脑中动脉及前交通动脉等支。

椎动脉起自于锁骨下动脉第一段,上行穿过六个颈椎横突孔,经枕骨大孔入颅内,在脑桥下缘由双侧的椎动脉汇合成一条基底动脉,基底动脉沿脑桥腹侧中央上行,在相当于脑桥上缘处,分成两条大脑后动脉。椎动脉颅内段和基底动脉各有相关的分支向脑、脊髓有关部位供应血液。

颅底动脉环(Willis环)由每侧大脑前动脉的近侧段、前交通动脉、颈内动脉终末段、后交通动脉和大脑后动脉近侧段组成。大脑前动脉远侧段、大脑中动脉及大脑后动脉的远侧段不属颅底动脉环范畴。在正常情况下,颈内动脉系和椎基底动脉系不会在动脉环内发生混流。左右两侧由于动脉压力相等,也互相平衡不变。但两个动脉系内某一血管发生阻塞时,该动脉环内的血液则会重新分配发挥代偿作用。

二、检查方法

仪器条件:具备二维、彩色多普勒及频谱多普勒多种检查功能的超声诊断仪。探头频率,二维超声以 2.0~3.5 MHz 为宜,彩色多普勒以 2.0 MHz 为佳。检测深度开始用 16~20 cm,

待显示完整的头颅颅骨回声后,降低深度到 8~10 cm,或用局部放大功能检测颅内动脉。检测颅内动脉血流可选用彩色多普勒速度型和能量型血流显像技术(后者敏感性高于前者),条件选择低速度标尺、低滤波和较大的取样容积及发射功率。颅内血管疾病常选用经颅多普勒颅脑超声检测仪(TCD),取样框宜小。

检查窗:

颞窗:在耳廓的上方、前方和后方。以耳廓前方部位最常用。

枕窗:枕骨粗隆下,声束斜向前上方,经枕骨大孔抵颅内。

眼窗:在闭合的眼睑上进行探测,通过视神经孔,使声束进入颅内,应注意降低超声发射功率。

额窗:将探头放在额顶部,在额顶面、颞额面、顶枕面、颞枕面施实探测。

检查内容:颅内结构、颅内动脉、血流频谱形态及血流参数。

三、正常颅脑的超声表现

颅内结构:经颅二维超声能较好地显示脑中线、侧脑室、丘脑、第三脑室、颞叶大脑半球及小脑等颅内结构。以颞窗的显示效果最好。

颅内动脉:经颅二维特别是彩色多普勒血流速度及能量显像技术能显示大脑中动脉(MCA)、大脑前动脉(ACA)、后交通动脉(PCDA)、大脑后动脉(PCA)、颈内动脉颅内末端(ICA-end)、椎动脉颅内段(VA)和基底动脉(BA)。在诸检查窗中,颞窗对颅内动脉的检查效果最好。因大脑中动脉离颞窗最近,故最宜显示,检测成功率最高。对基底动脉的检测以枕窗为宜。成人脑动脉中最难显示的血管是后交通动脉。

脑动脉正常血流的多普勒频谱形态:表现在收缩期有一最高峰(S_1),在收缩期最高峰的下降支还有一个峰值较低的收缩期第二峰(S_2),在舒张期开始,还有一个小的舒张期峰(D)。心率较快时,脑动脉血流频谱可只显示两个峰(S 峰和 D 峰)或仅显示一个峰。

正常颅内动脉血流参数:在测量数据方面应由高至低依次测量大脑中动脉、大脑前动脉、颈内动脉末端、基底动脉、大脑后动脉和椎动脉各分支段的收缩期峰值速度(V_s)、舒张末期峰值速度(V_d)、搏动指数(PI)及阻力指数(RI)。同一受检者,左右两侧相应动脉的血流速度无明显差异。血流速度随年龄增长而呈下降趋势,而搏动指数和阻力指数则呈增大趋势。

四、颅内动脉闭塞性疾病的超声表现

颅内动脉狭窄或闭塞可能只局限于颈内动脉系统或椎-基底动脉系统。也有双系统同时罹患者。动脉分叉及转折处为好发部位。常见受累部位有颈内动脉虹吸部、基底动脉、大脑中动脉起始部及大脑前动脉起始部。动脉粥样硬化、动脉炎、营养性动脉病变及先天性发育异常等为主要致病原因。

超声表现

二维图像 颅内动脉狭窄的病人,可见动脉管壁局限性增厚,强度不等的斑块附着于管壁。当管腔完全闭塞时,闭塞动脉的搏动消失。

彩色多普勒 彩色多普勒血流显像可见狭窄段动脉血流变细,狭窄处及其下游相邻部位出现杂色血流信号。当动脉闭塞时,则闭塞段的管腔内无彩色血流信号。未受累血管血流正常。当严重狭窄或闭塞,形成侧支循环时,可见相应动脉血流方向逆转,或因血流速度代偿性加快而出现杂色血流信号。

彩色多普勒技术对主要的脑动脉(大脑前动脉、大脑中动脉、大脑后动脉、后交通动脉、椎基底动脉)成像不理想时,造影技术有助于脑动脉闭塞的诊断。

频谱多普勒 当颅内动脉存在明显狭窄时,狭窄处多普勒频谱峰值增高,血流速度加快。严重狭窄,几乎闭塞时,患处频谱幅度降低或消失,血流速度减慢或测不到。

五、脑动、静脉畸形的超声表现

脑动、静脉畸形有比较典型的超声表现:二维超声可直观地显示血管团的范围和大小,呈现边界清晰、边缘规整、圆形或椭圆形无回声或低回声包块。彩色多普勒血流速度显像尤其是能量显像可以非常清楚地显示血管团丰富的血流,并可看到一支或数支动静脉流入或流出血管团。频谱多普勒可以观察到动静脉在血管团内的分布。

经颅二维超声及彩色多普勒技术对动、静脉畸形的定性诊断特异性高。因此是二维及彩色多普勒技术检查颅内病变的最佳适应证、也是鉴别颅内实性占位病变抑或动、静脉畸形的最有价值的方法。当发现颅内包块图像后,如疑动、静脉畸形,应用彩色多普勒血流显像若见到包块完全被血流充盈,即可确定诊断。

六、颈内动脉海绵窦瘘的超声表现

颈动脉海绵窦瘘是指由于静-动脉交通引起的海绵窦血管畸形。本病按解剖结构可分为颈内动脉海绵窦瘘和硬脑膜动脉海绵窦瘘;按发病原因可分为外伤性海绵窦瘘和自发性海绵窦瘘;按血流速度可分为高流速海绵窦瘘(高流瘘)和低流速海绵窦瘘(低流瘘)。颈内动脉海绵窦瘘多为高流瘘,其特征性超声表现为眼上静脉扩张、压力增高,呈现动脉化改变,详见眼部超声章节。

七、椎-基底动脉供血不足的超声表现

椎-基底动脉供血不足是指椎基底动脉系统缺血引发的病理过程。原因可见于椎-基底动脉粥样硬化及狭窄或闭塞、颈动脉颅内颅外段狭窄或闭塞、锁骨下动脉起始段或无名动脉狭窄、椎动脉先天性发育异常及颈椎病引起的机械性压迫等。

椎-基底动脉粥样硬化、狭窄或闭塞的超声表现

二维图像见受累部位血管管壁局限性增厚,有强弱不等、大小不一的斑块附着于管壁,造成血管腔不同程度的狭窄乃至闭塞,闭塞的动脉生理性搏动消失。彩色多普勒见狭窄处血流

通过受阻,出现杂色血流信号,闭塞时患部无血流信号。频谱多普勒见狭窄处频谱强度增高,血流速度加快,狭窄严重以至闭塞时,频谱幅度降低或消失,血流速度减慢或测不到。

椎-基底动脉狭窄或闭塞,颅外段以椎动脉从锁骨下动脉起始段多见。基底动脉主干闭塞少见,多出现在小脑下前动脉、小脑上动脉、脑桥动脉、迷路动脉等分支上。

八、颅内占位病变的超声表现

二维超声可显示颅内占位病变的部位、大小、外部形态、内部结构及病变性质等,多为圆形或椭圆形包块,有比较明确的边界。彩色多普勒可显示内部及周缘有无血流及血流如何分布。

经颅超声对检查颅内占位病变具有重要价值。颞叶、丘脑区、蝶鞍区易检测,其次是额叶及枕叶,第四脑室周围也是检测范畴,以顶叶检测最困难,且有假阴性。脑干及其以下的部位超声不能检测。

第二节 颈部血管

一、颈部血管解剖

1. 动脉

颈部动脉始发于主动脉弓,左颈总动脉及左锁骨下动脉为直接起源,右颈总动脉及右锁骨下动脉则通过无名动脉和主动脉弓相连。双侧颈总动脉在甲状软骨上缘处分为颈内与颈外动脉,该分叉处管径稍膨大,解剖学上称为颈动脉窦。

椎动脉起源于锁骨下动脉第一段,颈段走行于前斜角肌内侧,椎段自下而上穿行6个颈椎横突孔,最后在枕骨大孔处进入颅腔。在脑桥下端,左、右椎动脉汇合成基底动脉。

2. 静脉

颈部静脉分为浅静脉和深静脉。浅静脉血流回流至颈外静脉。颈外静脉位置表浅,沿胸锁乳突肌浅表下行,至该肌起始端外缘处汇入锁骨下静脉。颈内静脉是颈部最粗的静脉。颅内的矢状窦与其他静脉窦汇合后向两侧形成乙状窦(双侧颈内静脉借助乙状窦相互沟通),经颅底颈静脉孔与颈内静脉延续,收集颈总及椎动脉供血区处静脉血流。颈内静脉位于颈内动脉和颈总动脉的外侧,向下与锁骨下静脉的汇合成头臂静脉,两侧颈内静脉与锁骨下静脉的汇合处称做静脉角,是左右淋巴导管注入的部位。

二、检查方法

1. 颈动脉检查

受检者取仰卧位,双肩垫高,充分暴露颈部,头偏向受检部位的对侧或保持正中位。选用线阵或凸阵形探头,频率 5.0~10.0 MHz。

检查自锁骨上窝水平开始横断扫查,左侧可见主动脉弓、左锁骨下动脉和左颈总动脉起始段。右侧可见无名动脉、右锁骨下动脉和右颈总动脉起始段。探头沿颈总动脉长轴方向逐次上行横断扫查,除颈总动脉外,可见到外侧颈内静脉回声。当探头移至甲状软骨上缘水平时,横断图上出现一膨大区,即颈总动脉窦。再往上扫查便出现两条血管的横断面,即颈内、颈外动脉。颈内动脉最初位于颈外动脉的后外侧,而后转至其后内侧(约5%颈内动脉近段位于颈外动脉前内侧)。一般情况下,颈内动脉的走行与颈外动脉平行。纵断扫查有后前位和前后位两种扫查方式,后前位扫查效果优于前后位。纵断扫查是从锁骨上窝开始,探头逐次上移,顺序显示颈总动脉、颈总动脉分叉部和颈内、颈外动脉。右侧无名动脉分叉部,颈总动脉分叉部及颈内动脉起始部为粥样硬化斑块好发部位,应进行重点扫查。

2. 椎动脉检查

受检者体位和探头的选用基本上与颈动脉检查一致。但因椎动脉位置较深,加之其穿行于6个颈椎横突孔,检查相对困难,探头选用5.0 MHz为宜。将探头置于受检者颈部的侧方并与颈动脉平行,稍向后外侧移动扫查,显示颈椎的横突,则横突之间可显示椎间段之椎动脉血流。然后,探头上、下移动以逐个显示各椎间段血流。将探头置于乳突下方,声束朝向受检者的对侧眼部做斜向扫查可获得椎动脉的颅内段血流。

3. 颈部静脉检查

检查方法与颈动脉检查方法一致。但在检查中应注意两点:一是探头要轻轻接触皮肤,否则会压扁静脉,无法获得满意的图像;二是因为颈部的静脉较动脉血液流速低,宜设置测定低速血流的条件。

三、正常颈部血管的超声表现

1. 二维超声表现

正常颈部动脉管径左右对称,颈总动脉分叉处稍膨大,随后分为颈内、颈外动脉。颈动脉横断面管腔呈圆形,随心动周期而搏动。纵断检查时管壁分为三层:内膜层为中等回声,外膜层为强回声,内外膜之间的间质层为无回声。内膜薄而平滑,连续性好,内膜-中膜(内膜内面-中膜外面)厚度小于1 mm。颈总动脉分叉部厚度小于1.2 mm。应注意颈内、颈外动脉的鉴别:颈内动脉在后外侧,管径大,颅外段无分支;颈外动脉在前内侧,管径小,颅外段有分支。

椎动脉的横突段因穿越颈椎横突孔而呈节段性显示,显示部分内壁光滑,管腔为无回声,管壁有轻微波动。

颈部静脉管壁薄,管腔为无回声。探头稍加压颈内静脉和锁骨下静脉管腔即可闭合,其汇合处呈"Y"字形结构。颈内静脉管腔内可见2~3对静脉瓣回声,有时可见管腔内血流呈"云雾状"流动。

2. 彩色多普勒超声表现

颈动血流为充盈于整个管腔的层流,管腔中央为彩色明亮的高速血流。靠近管壁为彩色暗淡的低速血流。颈总动脉分叉处和颈内颈外动脉起始部因管径膨大,呈现轻度紊乱、颜色不一的彩色血流。

椎动脉为单一颜色的血流。

颈静脉血流多呈颜色单一的血流,但颈内静脉膨大处则血流轻度紊乱。

3. 脉冲多普勒超声表现

颈动脉理论上为双峰搏动性频谱,但因受心脏远近、阻力大小的影响,各支动脉频谱形态不尽相同。颈内动脉循环阻力小,收缩期加速时间短,频谱陡直上升。而舒张期减速时间较长,频谱下降缓慢,故为低阻力频谱。颈外动脉循环阻力大,收缩期峰值频谱曲线上升速度快、呈尖峰状,随之迅速下降,舒张期正向血流速度低于颈内动脉,表现为高阻力频谱。颈总动脉血流频谱具有颈内、颈外两者之双重特征,收缩期呈双峰或三峰频谱,整个舒张期都有血流,而在颈总动脉分叉处中央取样为宽频毛刺样频谱,边缘取样为双峰搏动性频谱。

正常椎动脉血流频谱与颈内动脉相似,为低阻型,表现为宽频三峰递减型频谱。

颈部静脉绝大部分是期相性血流频谱,即血液流速受右心房压力和呼吸变化的影响,近侧段变化较远侧段明显,其最大血流速度小于 1 m/s。也有一小部分成连续性带状或单向频谱。轻轻增加探头压力,可使期相性血流频谱变成连续带状血流频谱。

血流参数、血流速度随年龄增加而降低,搏动指数和阻力指数随年龄增加而增长。目前尚无法定正常值标准。

四、颈动脉硬化性闭塞症的超声表现

动脉硬化指动脉壁增厚变硬。有动脉粥样硬化、老年性动脉硬化、动脉中层钙化及高血压性动脉硬化。粥样硬化是引起颈动脉狭窄甚至闭塞的常见原因。颈总动脉分叉处,颈内动脉起始部及右侧无名动脉分叉处是硬化的好发部位。

1. 二维超声表现

(1)颈动脉中-内膜回声增强变厚,表面粗糙,连续性差,有中断现象。

(2)粥样硬化斑块形成,有软斑、硬斑之分。软斑形态不规则,内部呈低回声或等回声。硬斑因斑块的纤维化、钙化,内部呈强回声,后方伴有声影。

(3)斑块内出血时,斑块内出现不规则低回声区。

(4)斑块有溃疡形成时,斑块表面出现形似"火山口"的壁龛影。

(5)血栓形成时,闭塞症继发血栓时,管腔内充满强度不等的实质性回声。

2. 彩色多普勒超声表现

(1)早期斑块,轻度狭窄时,管腔内血流束变细,色彩明亮,无湍流。

(2)病变广泛,中度—重度狭窄时,管腔血流束边缘不整齐,狭窄处呈现五彩镶嵌样血流信号,并伴涡流或旋流。

(3)血管腔完全闭塞时,可见彩色血流在阻塞处中断,阻塞近段血流减速出现逆流。

3. 脉冲多普勒超声表现

(1)轻度狭窄时,频谱轻度增宽,峰值流速无明显变化或轻微增快。

(2)中重度狭窄时,频谱明显增宽,收缩期峰值流速加快,舒张期反向血流消失。

(3)完全闭塞时,闭塞段测不出频谱,闭塞近段血流速度减慢,阻力增加。

4. 颈动脉狭窄程度的多普勒诊断标准

颈动脉狭窄程度的判断，一靠形态学指标，二靠动力学指标。形态学指标是指内径减少百分比和面积狭窄百分比，这两个指标是通过在二维及彩色多普勒显像图上来完成的。动力学指标，主要有狭窄处峰值速度、狭窄处舒张末期流速、峰值血流速度之比和舒张末期血流速度之比，这些指标是通过测量脉冲多普勒频谱而实现的。估算方法的选择：对于对称性的颈动脉狭窄可计算内径减少百分比或面积狭窄百分比，非对称性的颈动脉狭窄则应计算面积狭窄百分比。对于内径减少小于50%的轻度狭窄，一般用二维图像或彩色多普勒显像来判断狭窄程度，而对于内径减少大于或等于50%的中度以上的狭窄，则多普勒频谱是较好的诊断工具。

详细形态学方法和动力学指标从略，请参阅有关参考书。

五、头臂型大动脉炎的超声表现

多发性大动脉炎是一种主要累及主动脉及其主要分支的慢性非特异性炎症。早期为动脉周围炎及动脉外膜炎，以后向血管的中层及内膜发展，后期全层血管壁均遭破坏。动脉壁的病变以纤维化为主，呈广泛不规则性增厚、僵硬。纤维组织收缩造成不同程度的动脉狭窄，进一步可引起管腔的闭塞。

按受累血管部位大动脉炎可分为头臂型、胸腹主动脉型、肾动脉型、肺动脉型及混合型。头臂型大动脉炎约占发病总数的1/3。病变主要发生在颈总动脉、锁骨下动脉及无名动脉等主动脉弓的分支。单支或多支受累，有时病变还可波及颈内动脉或椎动脉。

头臂型大动脉炎的主要超声表现：

（1）二维超声　病变动脉管壁增厚，呈梭形或不规则形，回声偏低或不均匀。外膜与相邻组织界限不清，管腔呈不同程度的狭窄乃至闭塞。

（2）彩色多普勒　病变段血流不规则，可有充盈缺损。如病变局限，则血流速度快，彩色亮度高，狭窄开口处血流紊乱，呈五彩"镶嵌"样湍流。如病变呈弥漫型，则血流速度慢，血流颜色偏暗。如管腔重度狭窄，则显示为颜色暗淡的纤细血流。

（3）脉冲多普勒　在局限的狭窄范围内可获得流速增高的血流频谱。狭窄开口处可见频带增宽的高速血流频谱（湍流）。弥漫型病变则显示为低速单向血流频谱。

六、颈动脉扭曲的超声表现

颈动脉扭曲是指颈动脉的过度弯曲。临床常见，其好发部位有颈总动脉、颈内动脉和椎动脉起始段。

颈动脉扭曲的超声表现：二维图像上扭曲处的动脉呈"S"形或"C"字形形态改变，少数可盘绕成一圈或多个弯曲形成扭结。

彩色多普勒：扭曲处血流方向发生改变，呈现杂色血流和涡流。合并动脉狭窄时，则血流紊乱程度加重。完全闭塞时，闭塞段血管无血流信号。

脉冲多普勒：狭窄时血流加快、频谱增宽。完全闭塞时，血流频谱消失。

临床上颈动脉扭曲患者常以颈部搏动性肿物来就诊,彩色多普勒很容易将其与颈动脉瘤、颈动脉体瘤及其他颈部肿物鉴别,故彩色多普勒超声检查是本病的首选方法。

七、颈动脉夹层动脉瘤的超声表现

颈动脉瘤是指颈总动脉、颈内动脉颅外段和颈外动脉及其分支的动脉瘤。颈动脉瘤一般分为三种类型,即真性动脉瘤、假性动脉瘤和夹层动脉瘤。其中夹层动脉瘤临床价值较大。

夹层颈动脉瘤的超声表现

二维超声:见病变处颈动脉壁内膜分离,分离的内膜呈线状回声,将管腔分隔成真假两个腔。分离的内膜回声随心动周期不停地摆动,收缩期摆动的方向指向假腔。假腔范围相对较大。腔内可清楚地看到血栓的回声。

彩色及脉冲多普勒超声:病变较轻时真腔内血流正常或轻度紊乱,病变较重时由于假腔内有较多血流通过和较大血栓形成而使真腔变得狭窄,甚至完全闭塞,此时则应出现狭窄和闭塞的相应表现。假腔内呈紊乱血流及杂色血流信号,破裂口处的血流速度明显升高。由于分离内膜摆动的影响,真假腔内血流方向的改变有一定规律:即收缩期真腔内血流开始为正向的,接着变为逆向的,而在真腔内逆向血流的同时,假腔内显示为缓慢上升的正向血流;舒张期,当假腔内血流为逆向时,真腔内血流为正向的。

八、颈动脉体瘤的超声表现

在颈总动脉分叉处的外鞘内,有一化学感受器,称做颈动脉小体,该组织发生的肿瘤为颈动脉体瘤。性质多为良性,约6%为恶性。形态分为局限型和包裹型。前者局限于颈总动脉分叉处的外鞘内,后者位于颈总动脉分叉处,围绕颈内及颈外动脉生长。

颈动脉体瘤的超声表现:在下颌角下方,胸锁乳突肌内侧深部的颈总动脉分叉处显示低回声肿物,边界清楚,规整或呈分叶状。体积大小不等,较小的仅有 2 cm,多位于颈总动脉分叉处的外鞘内,较大的可达 20 cm,常围绕颈总、颈内与颈外动脉生长,将这些血管包围。肿物内可探及较丰富的动脉、静脉血流信号,并可见颈外动脉的分支进入肿物内部。由于肿瘤的挤压,颈内和颈外动脉可明显向外推移,但管腔无明显狭窄。

九、椎动脉闭塞性疾病的超声表现

椎动脉狭窄和椎动脉闭塞大多继发于动脉粥样硬化和大动脉炎。好发于椎动脉的起始部。

超声表现:二维图像显示椎动脉管壁增厚,内膜毛糙,常伴斑块形成。彩色及脉冲多普勒显示动脉管腔明显狭窄,血流变细,色彩紊乱,频谱峰值流速加快,频带增宽。闭塞后,闭塞的管腔内无血流信号,测不到频谱。患侧椎动脉严重狭窄或闭塞时,健侧椎动脉由于代偿功能,显示管腔增宽,血流量增加,流速加快,频谱峰值提高,频带加宽。

椎动脉狭窄和闭塞应注意和先天性椎动脉发育不对称及椎动脉缺如相鉴别,椎动脉狭窄的主要超声表现是不规则的管腔狭窄,血流变细,速度加快。而发育不对称所致一侧椎动脉细小表现的则是管腔普遍狭窄,但血流充盈良好,频谱形态亦正常。与椎动脉缺如的鉴别表现在:椎动脉闭塞虽无血流但有管壁结构,而缺如则根本找不到管壁结构。

十、锁骨下动脉盗血综合征的超声表现

锁骨下动脉盗血综合征通常是由于动脉粥样硬化、大动脉炎、先天性动脉畸形及动脉受压等原因引起锁骨下动脉起始端或无名动脉近心端发生狭窄或闭塞后,对侧椎动脉血流经过基底动脉返流至患侧椎动脉,再流入锁骨下动脉远端,从而导致椎基底动脉供血不足所产生的综合征。

锁骨下动脉盗血综合征的超声表现

(1)二维超声见锁骨下动脉起始部及无名动脉近心端管腔狭窄或闭塞。如因动脉硬化引起可见患部管腔内有硬化斑块。如系大动脉炎所致则见患部血管壁均匀性增厚,增厚的管壁回声较低。如不具备上述特点,则应考虑先天性畸形或动脉受压所致。

(2)彩色多普勒对锁骨下动脉起始部及无名动脉近心端狭窄程度的判定很有帮助,狭窄处可显示五彩"镶嵌"样彩色血流。闭塞处则彩色血流中断。对比观察椎动脉与同侧颈总动脉血流色彩的变化,对本病有重要诊断价值。患部轻度狭窄者,两者血流颜色相同;中度狭窄者椎动脉血流在每个心动周期出现"红""蓝"交替现象;严重狭窄者在整个心动周期中两者血流颜色完全相反,说明舒张期反向血流消失,可出现明显的正向血流。

(3)脉冲多普勒见同侧椎动脉血流频谱出现收缩期或双期反向血流是诊断锁骨下动脉盗血综合征的重要依据。轻度狭窄同侧椎动脉只在收缩早期出现反向的血流频谱,收缩中晚期和舒张期仍为正向血流;中度狭窄同侧椎动脉收缩期出现反向血流,舒张期则为正向血流,正向与反向血流的流速大致相同;严重狭窄和闭塞者同侧椎动脉的血流频谱在收缩期和舒张期均呈反向血流。

十一、颈部静脉血栓的超声表现

颈部静脉(包括颈内静脉、锁骨下静脉和头臂静脉)血栓致病的原因主要有长期静脉压迫、炎症、手术、心脏病、静脉吸毒、静脉插管和安装心脏起搏器等。大多数颈内静脉血栓不引发临床症状。锁骨下静脉血栓可导致患侧上肢肿胀,部分病人有发生肺梗塞的可能。

颈部静脉血栓的超声表现:急性血栓呈低回声或无回声,慢性血栓为中等强度回声或强弱不均的回声。部分性血栓时血流有充盈缺损,完全性血栓时管腔无血流显示。

超声对颈静脉血栓的诊断标准

(1)静脉管腔内见均匀或不均匀的实性回声;

(2)探头加压探查时静脉管腔不闭合;

(3)乏氏试验静脉管腔不增宽;

(4) 多普勒检查静脉管腔内部分或完全没有血流信号。

值得指出的是,头臂静脉血栓可能没有直接的诊断征象,但可出现多普勒期相性血流频谱改变为连续性带状频谱、患侧颈内静脉和锁骨下静脉血流速度比健侧低等间接征象。

第三节 骨骼、关节、软组织

一、骨骼、关节、软组织解剖

全身骨骼共206块,按解剖部位分三部分,即头颅骨(29块)、躯干骨(脊柱、胸骨、肋骨计51块)和四肢骨(上肢骨64块、下肢骨62块)。按形态分类分为长骨、短骨、扁骨和不规则骨四类。在组织学上骨的主要结构由骨质(骨密质、骨松质)、骨膜及骨髓构成。

关节的基本结构包括关节面、关节囊及关节腔三部分。

骨和关节周围有韧带和骨骼肌附着和包绕。每一块骨骼肌由肌腹、肌腱和腱膜构成。肌肉的辅助装置有筋膜、腱膜和滑液囊。

二、检查方法

仪器条件:适用于检查腹部和小器官的超声诊断仪均可使用,以高分辨力、线阵或凸阵实时者为首选。根据扫查组织和部位的不同分别选取3.5 MHz、5.0 MHz、7.5 MHz和10.0 MHz等不同频率的探头。

检查无需特殊准备,外伤时应注意保护伤口,防止感染。经腹检查骨盆部肿瘤时需适度充盈膀胱。某些关节直接检查有困难时可辅以水囊或偶合块。

检查方法:根据病变部位及检查的需要,嘱病人采取适当的体位。对受检部位进行纵、横、冠、矢等多切面、多方位的扫查。

三、骨骼、关节、软组织的正常超声表现

骨骼:超声很难完全穿透正常骨组织,所以不易得到完整的超声图像。在成人仅可见探头侧的骨皮质回声,骨骼内部结构与正常骨膜不能显示。正常的骨皮质显示为连续性良好,平直光滑,致密的强回声带,其后方为声影。骨髓若能显示则呈弱回声。骨的骺端膨大,皮质薄而光滑,表面的关节软骨为低回声。骨松质本身为弱回声,内部有散在的斑点样强回声。软骨组织为低回声或中等强度回声。

关节及软组织正常超声表现从略。

四、骨软骨瘤的超声表现

骨软骨瘤是临床最常见的良性肿瘤中的一种。青少年为高发人群,多见于四肢长骨,尤以股骨远端和胫骨近端为著。以单发为主,病理缓慢无明显临床症状。

肿瘤组织由纤维性软骨膜、软骨帽及软骨帽下的骨性肿块构成。病理构成是骨软骨瘤的声学基础,具体的超声表现是:肿瘤呈边界明显的骨性隆起,从长骨干骺区的骨表面突出向外生长。瘤体形态可呈宽底半圆形、三角形、蕈伞形及分叶状。因瘤组织内部为海绵状松质骨,故其回声强度和内部结构与其相邻的正常骨组织相同。肿瘤表面的软骨帽回声或强或低,厚薄不同,形态各异,边界清楚但不光滑。基底部为正常的骨组织,较大的骨瘤,因后方声影的影响,基底部显示不清。有时肿瘤软骨帽与软组织之间有"滑液囊"形成并逐渐扩张,声像图上在软骨帽的周围出现无回声区,使软骨帽回声更加清楚。骨软骨瘤发生骨折时,可在相应部位出现骨折线,为线状低回声表现。彩色多普勒超声肿瘤本身无血流显示,有时肿瘤压迫相邻血管,可见血管移位,血管壁受累损伤,形成血栓或假性动脉瘤,可产生相应的声像图或血流方面的改变。

五、骨巨细胞瘤的超声表现

骨巨细胞瘤是由单核基质细胞和多核巨细胞构成的一种肿瘤,20~40岁为好发年龄。肿瘤组织质地疏松,常有出血、坏死和囊性变。本病根据肿瘤细胞分化程度分为3级:Ⅰ级多为良性;Ⅱ级发展较快,易复发恶变;Ⅲ级为恶性。恶性比率约占10%。

其超声表现是:肿瘤多发生于长骨干骺端。肿瘤破坏骨质,整体呈偏心性肿大,内部呈较均匀的低回声或蜂窝状回声。在呈蜂窝状回声的病变中间有互相交错的回声带,或有残留骨、骨样组织及软骨等形成的斑点状强回声。肿瘤容易出血、坏死、囊性变,因而瘤体透声性良好,后部边界回声多有增强改变。肿瘤与正常骨质面界线清楚,除非发生病理骨折,一般不产生骨膜增厚性改变。如发生病理性骨折可见骨皮质中断,轴线偏位或骨折端嵌插。彩色多普勒超声检查早期良性者病变部位内部偶见少许点状血流;晚期并伴有恶变者,瘤体内部及周边均可见较丰富的彩色血流。

六、成骨肉瘤的超声表现

成骨肉瘤是原发性骨肿瘤中发病率最高,恶性度最大,超声检出率最高的肿瘤,好发生于青少年。多发于长骨,80%位于膝关节周围,即股骨远端,胫骨近端的干骺端。成骨肉瘤组织由肿瘤性梭形间质细胞、软骨样组织及肿瘤骨组成,三种成分的比例和分布情况在每个病例中都不尽相同。

成骨肉瘤的超声表现:肿瘤使骨组织遭到破坏,正常骨组织回声消失。骨皮质粗糙,连续性中断,瘤体内部回声极不均匀。其中以肿瘤骨形成的强回声斑块为主,间以肿瘤性梭形间质细胞及软骨样组织形成的较均匀的低回声,二者相间存在,参差不齐,出血、坏死倾向明显时还可以出现无回声区。骨膜增厚,回声增强,进而隆起抬高与骨皮质分离,这是成骨肉瘤在声像图上的特异性表现。典型的成骨肉瘤可见与骨皮质表面垂直的"针状瘤骨"呈放射状排列。彩色多普勒超声检查可见瘤体内部及边缘处迂曲扩张的血管密集分布,相互交通,血流极其丰富。脉冲多普勒显示瘤体内动、静脉血流频谱共存。

七、软骨肉瘤的超声表现

软骨肉瘤是由肉瘤性成软骨细胞及软骨基质构成的恶性肿瘤。中年以上多见。病程长短,发展快慢,视组织分化程度而定。多发生于胸、髂、耻等躯干骨,长骨中以股骨两端及肱骨、胫骨近端多见。

软骨肉瘤的超声表现:病变部位骨质破坏或消失,形成较大的瘤体,呈团块状或分叶状,内部为不均匀性低回声,中心部可见不规则的斑点样强回声;如无骨折则无明显骨膜增厚改变;合并黏液变性或坏死时,可见大小不等的囊腔样改变;伴钙化或象牙样瘤骨形成时,可出现大量致密、边缘锐利的强回声和相伴的声影。彩色多普勒检查血流信号较少。

八、骨纤维肉瘤的超声表现

骨纤维肉瘤是来源于恶性成纤维细胞的恶性骨肿瘤,多发生于四肢长骨的干骺端,分化程度不一。

骨纤维肉瘤的超声表现:病变部位早期出现结节状均匀性低回声病灶,后部骨质破坏,皮质变薄,肿瘤边缘回声清晰,透声性良好,后部回声增强。当肿瘤穿破骨皮质或发生病理性骨折时,骨皮质及骨质回声的连续性回声中断。肿瘤侵犯软组织,在软组织中出现均匀性低回声包块。本病无反映性骨膜增厚,不发生钙化及骨化。多普勒超声显示瘤体内有较丰富的彩色血流和动脉血流频谱。

九、转移性骨肿瘤的超声表现

转移性骨肿瘤的发病率远远高于原发性恶性骨肿瘤。多发于中老年。大部分为癌性转移,小部分为肉瘤转移。转移灶多发生于胸骨、脊椎骨、髂骨和肋骨等躯干骨,其次为股骨及肱骨近端。骨转移瘤一般为单发,如同时或先后有多处性质相同的病灶,将有助于骨转移瘤的诊断。

综合转移性骨肿瘤的超声表现:局限性骨质破坏,边界清楚但不整齐,内部呈均匀性低回声或不规则强回声。晚期肿瘤穿破骨皮质后,在软组织内出现局限性包块。发生病理性骨折后可见骨端移位,骨折端回声较强。彩色多普勒可见异常的血管伸向肿瘤内,肿瘤内彩色血流较丰富。

超声作为一种辅助诊断方法,用于转移性骨肿瘤的检查,其临床价值在于,发现病灶并确定其部位、大小,对病灶进行动态观察,行超声引导下活检以确定肿瘤的性质和寻找原发灶。

十、软组织肿瘤的超声表现

软组织肿瘤包括来自间叶及神经外胚叶的各种组织,即从脂肪、纤维、平滑肌、横纹肌、血管、淋巴、间皮、滑膜乃至组织细胞等。种类多,分布广,无固定位置,大体结构及回声特点相似。超声诊断软组织肿瘤敏感性高,能发现肿瘤并确定部位,但特异性低,病理学定性及良恶性鉴别比较困难,局限性比较明显。要对软组织肿瘤作出相对正确的诊断,除观察声像图上包膜是否完整、边缘是否整齐、回声是否均匀以及生长的方式与速度、血流的多寡和类型等之外,一定要参考临床资料及其他影像学检查结果,超声引导穿刺是必不可少的。

临床常见的软组织肿瘤有血管瘤、神经鞘瘤、脂肪瘤、脂肪肉瘤、纤维瘤、纤维肉瘤、滑膜瘤、滑膜肉瘤等,因缺少特异性,在此不做详述,请参考相关专业书籍。

十一、骨骼、关节、软组织囊肿性疾病的超声表现

较常见的骨骼、关节、软组织囊肿性疾病有孤立性骨囊肿、腘窝囊肿、半月板囊肿、滑膜囊肿及腱鞘囊肿等。虽发生部位各异,但像其他脏器的囊肿一样,骨骼、关节、软组织囊肿也有其共同的声像图特征:

病变区见圆形或椭圆形无回声区,边界清楚,边缘规则,单房或多房(有分隔),有的内部有斑点样强回声,后方回声增强。彩色多普勒超声检查,囊肿区无血流信号。

十二、骨髓炎的超声表现

骨髓炎根据病程发展分为急性和慢性两种。血源性骨髓炎急性期,骨质破坏,骨髓内脓肿形成,穿过干骺端骨皮质达骨膜下,形成骨膜下脓肿,再穿破内膜进入软组织,形成蜂窝织炎或软组织脓肿,最后穿破皮肤,流出体外,形成窦道,急性炎症消失,转入慢性骨髓炎阶段。慢性期骨质增生与破坏并存,死骨与新骨并存,脓腔与肉芽组织并存,瘘孔与窦道并存,病理基础、声学基础较为复杂。

急性骨髓炎的超声表现:早期最易探查到的征象是骨膜下脓肿形成的带状无回声区,骨膜被掀起呈拱形抬高,并有增厚改变。使正常的骨纹理消失,骨皮质回声中断。骨质中出现边缘不清楚、外形不规则的低回声区,内部夹杂斑点样强回声。软组织肿胀,有脓肿形成则显示为无回声区;窦道形成时,局部软组织纹理中断。

慢性骨髓瘤的超声表现:骨皮质回声带呈致密而不规则的强回声,表面凹凸不平。骨髓腔显示不清,有死骨形成并游离时,能呈现孤立性斑点状、带状或块状强回声,且周围有低回声包绕。骨瘘孔处骨皮质回声中断或缺损。

十三、半月板损伤的超声表现

半月板位于股骨两髁与胫骨平台之间的扁平软骨。有内侧、外侧之分,内侧半月板大而薄,呈"C"形,外侧半月板小而厚,呈环形。半月板损伤主要是指软骨撕裂,撕裂的部位可在前角、体部与后角。撕裂的形状有纵裂、横裂、水平裂、斜裂和层裂等。超声诊断半月板损伤有一定价值,但有较多的假阴性和假阳性。

超声表现:因损伤和分离程度不同,声像图表现不同。完全断裂,间隙较宽时,可见两个强回声界面,其间有低回声带。裂口较小,不完全分离的裂伤,多显示为线状强回声。半月板退行性改变可在半月板结构内出现多发的不规则强回声改变。有关节积液时,关节腔内和髌上间隙可见液性无回声。

十四、腰椎间盘脱出的超声表现

腰椎间盘脱出最常发生的部位依次为 $L_4 \sim L_5$、$L_5 \sim S_1$ 及 $L_3 \sim L_4$。

经背部纵断扫查:在相应的病变节段出现局限性椎管狭窄,椎管内径变小。除椎板、椎体的强回声带外,在靠近椎体侧的椎管内,可见到进入硬膜外腔的椎间盘碎片和髓核组织所呈现的形态各异的较强回声,形成所谓的"三重密度"回声征象,这一特征有较高的敏感性和特异性,是诊断椎间盘脱出的特异性征象。

经腹横断面扫查:脱出的椎间盘使硬膜腔前方或侧前方的无回声区受压变形,出现压迹或较大的回声缺损。破裂脱出的椎间盘碎片呈较强的点片状回声。

十五、软组织异物的超声表现

超声检查可以准确地判断异物的有无,但不能客观地显示异物的形状和大小。

患部探查呈点片状、条带状或团块状强回声。金属及玻璃等异物回声强,后方拖有明亮的"彗星尾"征,木块、竹屑、塑料等异物回声强度低,后方拖有声影。异物合并出血、渗液或感染性脓肿时,异物周围可出现低回声或无回声区。

十六、软组织损伤的超声表现

软组织损伤包括韧带拉伤、肌腱撕裂伤和肌肉血肿等。在声像图上韧带拉伤可见患部韧带增厚,回声呈不均匀性减低或增强,完全断裂时韧带回声中断或缺如。肌腱断裂伤在肌腱完全断裂时,肌腱断端向中心回缩,腱回声中断或消失。肌腱部分断裂时,肌腱回声不均匀、变薄,肌腱回声不连续,断裂部位可见锥形低回声区。肌腱陈旧性断裂时,回声不均匀性增强,边界不清楚,断端呈中等强度回声或强回声。瘢痕组织纤维化程度较高时,回声后方可拖有声影。软组织韧带拉伤、肌腱断裂及肌肉本身受损伤均可产生血肿,血肿在新鲜出血时呈强回声,待血块溶解后,逐渐形成无回声区,但血肿的边缘较初发时清楚。

第四节 四肢血管

一、四肢血管解剖

1. 四肢动脉

肢体动脉主要有上肢的锁骨下动脉、腋动脉、肱动脉、尺动脉、桡动脉和下肢的髂外动脉、股动脉、腘动脉、胫前动脉、胫后动脉、足背动脉。

2. 四肢静脉

四肢静脉分深、浅两类。深静脉多走行于深筋膜的深面,并与同名动脉伴行,主要的分支有上肢的锁骨下静脉、腋静脉、肱静脉、尺静脉、桡静脉及下肢的髂静脉、股静脉、腘静脉、胫前静脉、胫后静脉等。浅静脉走行于皮下组织内,不与同名动脉伴行,主要有上肢的头静脉、贵要静脉、肘正中静脉及下肢的大隐静脉、小隐静脉。

二、检查方法

根据病变的部位取仰卧位或坐位,腘动脉,腘静脉取俯卧位。选线阵式探头,频率 5.0 ~ 7.5 MHz,探测深度上肢 4 ~ 8 cm,下肢用 6 ~ 12 cm,用多普勒检查时,尽量使声束与血流方面的夹角减小。检查步骤按四肢血管体表投影位置依次进行。上肢从腋窝开始,下肢从腹股沟开始,先横切以确定伴行动静脉的位置,而后纵断移行检查上述四肢各条血管。发现异常时,应向起始端追溯检查。检查浅静脉时,手法要轻,切忌重压。体位对静脉的检查影响较大,必要时可变换体位或做乏氏试验,立位检查下肢静脉效果更好。四肢血管不论动脉、静脉,在解剖学上常有许多变异,如肱静脉、尺静脉、桡静脉、腘静脉等四肢深静脉由一条变异成两条,检查时须特别注意,防止漏诊、误诊。

三、正常四肢血管的超声表现

1. 二维超声表现

正常四肢血管左右对称,管径清晰,自近心端至远心端逐渐变细。动脉管壁较厚,有弹性;静脉管壁较薄,有压缩性。管腔内均为无回声。较大的血管,用高分辨力的探头,可见动脉管壁呈三层结构,也可见静脉管壁上的瓣膜及管腔内的雾状回声。

2. 彩色多普勒超声表现

正常四肢动脉彩色多普勒超声表现的特点是:管腔彩色流充盈良好,边缘整齐,呈单一彩色,每一个心动周期呈红—蓝—红快速转换的三相血流。正常肢体静脉彩色多普勒血流表现是:单一方向的回心血流信号,持续性充盈于整个管腔,当挤压远端肢体静脉时管腔内血流信号增强,放松挤压或做乏氏压试验时,血流信号中断或出现短暂的反流。

3. 脉冲多普勒超声表现

正常肢体动脉的脉冲多普勒频谱超声表现是:窄频三相血流频谱,即收缩早期血流速度加快,形成陡直向上的波峰,然后迅速下降,接着在舒张早期则下降到基线以下,形成一个短暂的反向血流,之后舒张末期再出现一个正向血流,波形圆钝,速度较低。正常肢体静脉,特别是下肢深静脉血流频谱特点是:随呼吸运动变化的单向回心血流。深吸气或做乏氏试验时,大中静脉内血流停止,同时挤压远端肢体后血流信号增强,放松挤压后血流信号中断。上肢静脉血流频谱形态与至上腔静脉的距离有关,越接近上腔静脉血流频谱越易受心脏搏动影响。

四、四肢动脉硬化性闭塞症的超声表现

四肢动脉狭窄闭塞性病变,绝大多数都是由动脉硬化引起,其主要病理是动脉内膜和中层发生增生和退性行变的病理过程,导致动脉失去弹性、管壁增厚、变硬,管腔狭窄、缩小,乃至闭塞。临床上表现远端四肢缺血、变冷、苍白、疼痛、间歇性跛行、坏疽等。

超声表现

(1)二维图像显示动脉中-内膜增厚、毛糙、管壁附着强回声的硬化斑块(有的伴有声影)或低回声的血栓。

(2)彩色多普勒可见管腔内血流变细,狭窄处出现杂色血流信号,闭塞时患处无血流信号。狭窄和闭塞的周围可见侧支循环血流。

(3)脉冲多普勒见狭窄处血流收缩期峰值速度加快,频带增宽。舒张期血流呈反向峰值,流速降低或消失。完全闭塞处的动脉无频谱出现。狭窄和闭塞处远端动脉变为低阻力血流,收缩期加速时间延长,加速度减小。

对如何判断周围动脉的狭窄程度,目前较通用的外周动脉狭窄五级法,特异性、敏感性高,有很好的实用价值。

Ⅰ级:内径缩小 0~19%

①三相波形,频带轻度增宽。②与相临近心端动脉比较收缩期最大血流速度增加低于30%。③狭窄的近心端和远心端频谱波形正常。

Ⅱ级:内径缩小 20%~49%

①三相波形,反向血流减少。②频带增宽,收缩期"窗"消失。③与狭窄处相临的近心端正常动脉比较,收缩期最大血流速度增加 30%~100%。④狭窄处的近心端和远心端频谱波形正常。

Ⅲ级:内径缩小 50%~74%

①反向血流消失,整个心动周期的血流均为正向单相波形。②频带明显增宽。③与相邻近心端动脉比较收缩期最大血流速度增加 100%~300%。④狭窄的远心端频谱为收缩期血流速度降低的单相波形。

Ⅳ级:内径缩小 75%~99%

①反向血流消失,频谱呈单向高速波形。②收缩期血流速度增加>300%。③远端血流速度显著降低,加速时间延长。

V级:闭塞

①病变动脉内无血流信号。②闭塞部位的近心端可以听到低音噪声。③远心端频谱为收缩期血流速度降低的单相波形。

五、锁骨下动脉盗血综合征的超声表现

本病是指椎动脉起始部近侧段锁骨下动脉或无名动脉狭窄或闭塞后,对侧椎动脉血流经过基底动脉逆流致患侧椎动脉重新组成患侧锁骨下动脉远段供血的病理过程。超声表现已在颈部血管一节详述。

本节补充两点:

(1)有学者将锁骨下动脉或无名动脉狭窄引起椎动脉反流分为四级:即0级为无动脉返流。Ⅰ级为收缩期最大血流速度降低。Ⅱ级为椎动脉双向血流。Ⅲ级为动脉完全反流。0~Ⅱ级表明锁骨下动脉或无名动脉无严重狭窄。Ⅲ级提示有重度狭窄或闭塞。

(2)提示锁骨下动脉盗血综合征中有关动脉在不同程度的狭窄中可影响同侧的肱动脉使其出现不一样的血流频谱。即:锁骨下动脉起始部或无名动脉近心端轻度狭窄时,同侧肱动脉血流频谱仍有舒张期反向血流;中度狭窄舒张期反向血流几乎消失,舒张中晚期无明显的血流信号;严重狭窄或闭塞时,舒张期反向血流消失,出现明显的舒张期正向血流,显示为单向低速血流频谱。

六、肢体动脉瘤的超声表现

肢体动脉瘤包括真性动脉瘤和假性动脉瘤,可发生于肢体的股动脉、腘动脉、髂动脉、锁骨下动脉、腋动脉等部位,其中以股动脉和腘动脉为好发部位。发病原因不尽相同,真性动脉瘤可能系动脉壁先天发育异常、动脉壁粥样硬化、化脓性感染、梅毒螺旋体感染等引起;假性动脉瘤则由外伤和医源性吻合口渗漏等原因形成。

真性动脉瘤:在二维图像上病变的动脉段呈梭性或囊状扩张,内壁回声增强,不光滑或毛糙,动脉瘤体较大时可见到附壁血栓。彩色多普勒可见动脉瘤的膨大部位有红蓝各半的旋流或涡流。脉冲多普勒在患部血流通道内呈现高速低阻力单向血流频谱,远端动脉血流速度减慢,呈单向低速血流频谱。

假性动脉瘤:二维超声见动脉外侧出现无回声包块,边界清晰,无明确囊壁回声,包块与动脉之间有通道,通道口多较狭窄,病灶区内可见点状沉积物回声或血栓回声。彩色多普勒见通道内为五彩镶嵌的彩色血流,瘤体内则为旋流或稀疏血流。脉冲多普勒如将取样容积置于分流口处,则可探及典型的"离开"和"回来"的双向血流频谱,此为假性动脉瘤的特征性表现。

七、肢体静脉血栓的超声表现

形成肢体静脉血栓的原因是血液的高凝状态和静脉血流迟缓。发病部位以骨盆内静脉和下肢静脉为多,上肢静脉极少见。根据血栓形成的不同时限,肢体静脉血栓可区分为急性血栓、亚急性血栓和慢性血栓。

1. 急性血栓

指发病1~2周内的血栓。二维超声见患部静脉管腔内为实质性低回声改变,但在发病初的几小时或几天内可为无回声。病变处静脉管径明显增粗,探头加压管腔不能闭合。彩色多普勒的超声表现是当深静脉不完全栓塞时,血栓段静脉内有少量血流显示;完全栓塞时,则病变处无血流信号。当血栓形成后2周左右,彩色血流可沿着管壁与血栓之间一侧或两侧,断续或连续通过形成"轨道"征,有时可见彩色血流包绕血栓的游离端形成"轮廓"征,此为急性深静脉血栓的诊断依据。脉冲多普勒超声表现是在"轨道"征及"轮廓"征阶段可测得连续低速血流信号,完全性阻塞时无血流信号。

需要注意的是,有的新鲜血栓可能不吸附于静脉管壁,而在管腔内呈游离状态,这种情况极易发生肺梗塞。此期不宜做超声检查,确有必要做时,操作也应特别小心,切勿挤压。一经确诊则即刻卧床,等待治疗。

2. 亚急性血栓

指数周以后的血栓。二维超声见血栓回声增强,血栓收缩、溶解而体积缩小,静脉管径也随之变小,血栓区可出现再通。彩色多普勒超声表现为血栓再通的部位显示出不规则的细小分支状血流,有的部分为扩张性改变。不论细小或扩张边缘均不规则。脉冲多普勒在血栓再通部位可引出血流信号。

3. 慢性血栓

指数月到数年的血栓。二维超声显示管腔内较强的实质性回声,静脉壁局限性或弥漫性增厚,管腔内径变细。如果静脉管腔仍有阻塞未实现再通,则管腔充满较强实质性回声。部分病例静脉被瘢痕组织取代而无法显示。彩色及脉冲多普勒根据再通程度的不同,管腔内血流信号表现不一,部分再通者管腔内见部分血流信号,完全再通者,管腔内充满血流信号。

八、下肢深静脉瓣功能不全的超声表现

下肢静脉瓣功能不全是指静脉瓣功能不能有效防止血液倒流和异常压力的传播。结果使静脉出现反流。下肢静脉瓣功能不全可以发生在浅静脉、深静脉和静脉的交通支,其中以深静脉多见。下肢深静脉瓣功能不全在临床上分为原发性与继发性两类。原发性的发病原因尚未明了,可能与胚胎发育缺陷及瓣膜结构变性等因素有关。它是非血栓性静脉瓣关闭不全的总称。继发性的是下肢静脉血栓形成的后遗症,故又称下肢静脉血栓形成后综合征。

1. 原发性下肢深静脉瓣膜功能不全的超声表现

二维超声表现为全下肢深静脉管径增宽,管壁光滑,管腔清晰,静脉瓣膜可显示,但边缘模

糊,且相对短小。加压探查有明显的压缩性。深吸气时管径增宽。彩色多普勒在立位为患者探测下肢深静脉时见脉管彩色血流充盈良好,边缘整齐,挤压小腿而后迅速放开或做乏氏试验后可见彩色血流出现逆转。脉冲多普勒在做上述试验时,血流频谱由正向转为反向。

2. 继发性下肢深静脉瓣膜功能不全的超声表现

二维超声见下肢深静脉管壁增厚、毛糙,管径粗细不一,管腔内有较强实质性回声,瓣膜回声增厚,残缺或消失。彩色多普勒表现为血栓形成处彩色血流充盈缺损,血流速度缓慢。瓣膜轻度关闭不全时,可出现短暂的彩色血流反流现象;严重不全时静脉血流毫无阻碍地反流到远端,彩色血流出现逆转征象,血流颜色可与动脉相同。脉冲多普勒检查将取样容积置于彩色血流逆转处,挤压小腿可见血流加速,迅速放开或做乏氏试验,病情严重者可出现持续反流。

临床工作中,可利用多普勒频谱测量静脉反流的持续时间,从而判断瓣膜功能不全的程度。方法是挤压小腿或做乏氏试验后观察测量静脉管腔内血流的反流时间,其参考标准是Ⅰ级:反流时间持续 1~2 s;Ⅱ级:反流时间持续 2~3 s;Ⅲ级:反流时间持续 4~6 s;Ⅳ级:反流时间大于 6 s。

九、肢体动静脉瘘的超声表现

动脉与静脉之间存在异常通道称为动静脉瘘。分为先天和后天两种。先天因血管发育异常引起,瘘口为多发;后天多因创伤引起,瘘口常为单发。

动静脉瘘的二维超声表现是瘘道近端动静脉管径明显增宽,瘘道远端动脉内径相对变细。创伤性动静脉瘘多可直接显示瘘道,彩色多普勒容易显示瘘口,瘘口处可见五彩镶嵌或色彩倒错的彩色血流,瘘道近端动静脉彩色血流增宽,色彩明亮,远端动脉彩色血流变窄,速度减慢。脉冲多普勒显示瘘道处出现高速湍流的血流频谱,瘘道近端动脉血流速度明显加快,频带增宽,呈高速度低阻力单向血流频谱。瘘道近端静脉内出现动脉化血流频谱。静脉内出现动脉化血流频谱是诊断动静脉瘘最有力的证据。

十、血栓闭塞性脉管炎的超声表现

血栓闭塞性脉管炎也称 Buergers 病,是发生在四肢膝、肘关节远段,中小型动脉节段性的全层炎症性疾病,其伴行静脉也常伴有炎症和血栓形成。在病理上血管由于炎症、内膜增生、血栓形成以致血管腔闭塞,造成肢体末端,特别是足趾的坏死。超声表现:在二维图像上显示病变处动脉内膜增厚、毛糙,病变部分与正常部分界限分明。伴行的静脉有内膜增生及血栓形成的声像图改变。彩色及脉冲多普勒显示与节段性动脉狭窄,闭塞及伴行静脉炎症、血栓同时存在的血流色彩和频谱的相关改变。

第十八章

浅表器官

第一节 眼 部

一、眼部解剖

眼为视觉器官,分为眼球、视路和眼附属器三部分,眼球和视路共同完成视觉功能,眼附属器起保护、运动等辅助作用。

眼球由眼球壁和眼内容物组成。眼球壁包括纤维膜(角膜、巩膜)、色素膜(虹膜、睫状体、脉络膜)和视网膜三层结构。眼内容物由房水、晶状体和玻璃体三部分构成。

眼附属器由眼肌(眼内肌、眼外肌)和泪器(泪腺、泪道)两部分组成。

眼部血管:动脉系统主要有眼动脉、视网膜中央动脉和睫状后长动脉。静脉系统主要有眼静脉(眼上静脉、眼下静脉)、涡静脉及视网膜中央静脉。视网膜中央静脉在视神经内与视网膜中央动脉伴行。

二、检查方法

用于眼部超声检查的仪器:A 型超声诊断仪、B 型超声诊断仪、彩色多普勒超声诊断仪和超声生物显微镜。本节以配有高频探头的多功能超声诊断仪为机型标准,探头频率应大于或等于 7.5 MHz,实际应用以 10~15 MHz 为宜。

二维超声条件依操作者的检查习惯而定,通常采用仪器自行设置的小器官条件即可。彩色多普勒滤波调整至最小,取样容积最小,扫描线与血管尽量平行,多普勒夹角小于 15°。

检查方法:直接检查法(探头涂上耦合剂,直接置于眼睑上检查)和间接检查法(眼睑放上水囊或水浴罩,探头置于其上进行检查)。检查时让患者采取舒适体位(仰卧位或坐位),嘱患者眼睑闭合,尽量减少瞬目,按医生的要求转动眼球,实施检查,手法要轻,切勿施压。

三、正常眼部超声表现

二维超声轴位图可见对称的虹膜、视神经在图像的中央、玻璃体为无回声区,眼底内膜面光滑,视神经呈类倒"V"形的低回声,球后组织为中低回声。

眼部血管包括眼动脉、睫状后动脉和视网膜中央动脉等的彩色多普勒表现为单一的红色血流(朝向探头)。脉冲多普勒均显示为三峰双谷的动脉血流频谱,与心脏的心动周期一致。

眼球的生物学测量的正常值标准(成人眼球)

二维超声 轴长:23~24 mm;角膜厚度:0.5~1.0 mm;前房深度:2.0~3.0 mm;晶体厚度:3.5~5.0 mm;玻璃体长度:16~17 mm;球壁厚度:2.0~2.2 mm。

多普勒超声的血流参数各家测量结果尚有差异,有待进一步标准化,此处从略。

四、脉络膜脱离的超声表现

脉络膜脱离是指脉络膜与巩膜之间的分离。脉络膜脱离的原因很多,有因白内障、青光眼、视网膜脱离及角膜移植等手术原因造成的手术后脉络膜脱离;有因炎症、外伤和血管性疾病等引起的渗出性脉络膜脱离;一些原因不明的脉络膜脱离则称它为特发性浆液性脉络膜脱离。

脉络膜脱离的二维超声表现为玻璃体内圆形强回声带,凸面向球心,冠状切面见多个弧形的强回声条带与球壁回声相连,但不与视盘相连,且弧形强回声带的弧心带指向玻璃体的中轴。嘱患者眼球向鼻侧运动,做类冠状位扫查,玻璃体内的弧形强回声带则相互连续呈玫瑰花状(玫瑰花征阳性)。多普勒超声检查弧形强回声带上可显示彩色血流信号,频谱分析为动脉性血流频谱,与睫状后动脉的血流频谱相似。

五、脉络膜黑色素瘤的超声表现

脉络膜黑色素瘤是成人中最常见的眼内恶性肿瘤,由恶性黑色素瘤细胞组成。其组织发生于脉络膜基质内,是色素膜黑色素瘤最常发生的部位。超声检查本病有特异性表现,肿物隆起2 mm即可检出,诊断符合率97%~99%。

超声表现:二维图像见玻璃体内出现蘑菇形或半圆形肿物,边界清楚规整,内部前方回声强,后方渐次衰减,接近球后壁时演变为无回声区,即所谓的"挖空"现象。肿瘤所在部位的脉络膜受肿瘤侵犯,较相邻部位回声低,呈现盘状的"脉络膜凹陷"。肿瘤后眼球壁及球后脂肪,受肿瘤影响,声衰减明显,形成"声影"。超声还可以发现玻璃体混浊和视网膜脱离的继发性改变。多普勒超声在肿瘤基底部有明显的血流信号,频谱分析为中速低阻形血流频谱。

六、视网膜脱离的超声表现

视网膜脱离为视网膜神经的上皮层与色素上皮层之间的脱离,而非视网膜与脉络膜之间的脱离。

视网膜脱离有原发和继发之分。原发性视网膜脱离指单纯性视网膜脱离,多见近视眼。继发性视网膜脱离是指由于眼部其他疾病,如渗出性视网膜脉络膜炎、脉络膜肿瘤及增殖性视网膜炎等引起的视网膜脱离。

无论原发、继发,就视网膜的超声表现来说是一样的。即玻璃体内出现强回声带,一端与视神经乳头相连,另一端与周边部眼底回声带相连。此强回声带表面光滑,凹面向前。有时有轻微运动,其运动方向垂直于眼球壁。多普勒超声可见与视网膜中央动、静脉相延续的血流信号,频谱形态与其完全相符。

从超声表现上视网膜脱离可分为部分脱离和完全脱离,超声检查对两者可做出鉴别。另有一种脉脱性视网膜脱离,即视网膜脱离伴有脉络膜脱离,其超声表现极具特征性。即同一眼球的玻璃体内出现两条强回声带,前面的强回声带凸面向前,是脱离的脉络膜,后方的强回声带凹面向前,是脱离的视网膜。脉络膜下及视网膜下均可见无回声区。

七、视网膜母细胞瘤的超声表现

视网膜母细胞瘤是婴幼儿时期常见的眼内恶性肿瘤。在我国视网膜母细胞瘤居眼内恶性肿瘤的首位。临床上是白瞳症最常见的致病原因。本病在病因上分遗传性和非遗传性。在病理形态上分内生性、外生性和周边浸润性。

视网膜母细胞瘤有比较典型的声像图表现。

1. 二维超声表现分为三型

(1)肿块型 玻璃体腔内显示球形或半球形的肿物,肿物起源于眼底。

(2)不规则型 玻璃体内的肿物形态不规则,边缘不整齐。以上两型的肿块内部回声强弱不均,可有囊性无回声区,80%以上的病灶内可见拖有声影的钙斑。

(3)弥漫浸润型 外生性视网膜母细胞瘤,早期引起视网膜脱离,超声显示为漏斗状强回声带。少数肿瘤坏死明显者,可见漂动的弱回声团,弱回声团与眼底肿瘤相连。

2. 多普勒超声表现

瘤体内可见红、蓝相伴的血流信号,且与视网膜中央动静脉相延续。频谱多普勒与视网膜中央动、静脉的血流特征基本相同,但收缩期的血流速度明显高于视网膜中央动脉。

八、玻璃体出血的超声表现

玻璃体主要是由一种胶状透明液体构成,无血管、无神经。当视网膜、脉络膜出现炎症、肿瘤,或糖尿病、肾病、高血压病等引起的血管病变,导致眼内出血积存于玻璃体内形成所谓的玻璃体出血。

超声表现：依出血量的多少和时间长短而不同。少量新鲜出血，可见玻璃体内有中等强度的点状回声散在分布。大量新鲜出血，可见弥漫分布的点状回声，此时令患者眼球转动，玻璃体内弥漫的点状强回声呈现较活跃的运动，当眼球停止活动后，点状回声仍在闪动，如"夜空中的繁星"。陈旧性出血形成机化条后则可见中等强度的带状回声，机化条回声形态不规则，边界不清晰。彩色多普勒超声检查机化条无血流信号。

九、玻璃体后脱离的超声表现

玻璃体脱离为玻璃体的境界层与视网膜的内界膜之间的脱离。引起玻璃体脱离的原因较多，如玻璃体液化、玻璃体机化条牵拉、玻璃体收缩、视网膜出血、脉络膜出血、渗出压迫等。玻璃体脱离以玻璃体基底部为界分为前脱离和后脱离，临床上以玻璃体后脱离多见。

超声表现：玻璃体后脱离分为部分脱离及完全脱离。部分性脱离可见与视网膜相连的条带状强回声，条带连续，动度大，后运动明显。完全脱离则见连续性的条带状回声不与视网膜相连，动度及后运动明显。彩色多普勒检查条带状回声上无血流信号。

十、眶内海绵状血管瘤的超声表现

眶内海绵状血管瘤是成年人较常见的眶内良性肿瘤，发病进展缓慢，发生于眶尖或相对晚期的肿瘤可有视力减退、视乳头萎缩及眼球活动受限等。

超声表现：眶内出现圆形或椭圆形回声团块，边界清楚、光滑、有声晕，内部回声多而强，且大致均匀，有中等程度的声衰减，有轻度压缩性。多普勒超声检查内部缺乏血流信号，个别病例见内部有低速血流频谱。

十一、眶内炎性假瘤的超声表现

炎性假瘤是一种原因不明的非特异性炎症。因临床症状和体征与肿瘤相似、病理检查都为慢性炎症改变，故名炎性假瘤。炎性假瘤可侵及眼部各组织结构，但以眶内蜂窝组织、泪腺及眼外肌多见。

不同类型的炎性假性瘤其超声表现也不相同：病变侵及蜂窝组织时，蜂窝组织内见低回声占位改变，病变边界不清晰，外形不规整，内部近于无回声。病变侵及泪腺时，一侧或双侧泪腺肿大，内部无回声，后方回声增强，眼球可受压变形。病变侵及眼外肌时，眼外肌肿大，眼球外见弧形无回声区，在视神经部位呈"T"形图像改变。彩色多普勒超声检查病变区可见血流信号，但不丰富。

十二、泪腺混合瘤的超声表现

泪腺混合瘤又称泪腺多形性腺瘤,为眶内常见的良性肿瘤。肿瘤多位于泪腺窝,是一种泪腺上皮肿瘤。好发于成年人,女性较男性多见。

超声表现:可在眶外上方的泪腺窝处直接探查,亦可在眼球的鼻侧下方通过眼球外上方做经球探查。二维超声显示病变为圆形或类圆形,边界清楚(有包膜),边缘规整,内部为中等强度的回声,质地均匀,后部边界回声增强。瘤体较大时,眼球壁因压迫变形。彩色多普勒检查,瘤体内可见少许血流信号。

十三、球内及眶内异物的超声表现

眼内异物为眼外伤的直接后果,因异物在眼内存留可造成各种严重的并发症,如铁锈沉着和铜锈沉着等,它将严重影响患者的视功能,因此准确地诊断眼内异物显得尤其必要,超声对眼内异物的诊断有独特的临床价值。

眼内异物有球内、眶内之分。球内异物的超声表现为:玻璃体内发现强回声斑,部分强回声斑拖有声影或"彗星尾"征。降低仪器灵敏度,强回声斑的回声强度无明显下降。眶内异物的超声发现基本与眼内异物相同,呈强回声或较强回声。但眼眶内有神经血管、肌肉和脂肪组织,不如球内有玻璃体做声窗显示得那么清楚。

无论球内、眶内异物,如检查或鉴别有困难时,除采用前述降低灵敏度的方法外,还可采用"窗"试验法或彩阶显示法。窗试验法为检查眼内异物的常用方法,但仅有部分仪器上有此专用键。无专用键时可采用彩阶显示法,彩阶显示法在微小异物的显示上有独到之处。鉴别异物是金属性抑或非金属性最有效的方法是超声磁性试验。

十四、视网膜中央动脉阻塞的超声表现

视网膜中央动脉阻塞,可因多种原因引起,如全身性的动脉硬化、血管狭窄、血栓形成、栓子脱落、血黏稠度增加和局部性的球后肿瘤、球后出血造成压迫等。视网膜中央动脉为终末动脉,它的阻塞能引起视网膜急性缺血,视力下降,是致盲的眼科急症之一。

视网膜中央动脉阻塞的超声表现:急性期测不到视网膜中央动脉的红色血流和动脉血流频谱。陈旧性视网膜中央动脉阻塞可以测到红色血流和动脉频谱。有学者认为,发病3周以上,视网膜中央动脉的血流即可恢复正常。

十五、视网膜中央静脉阻塞的超声表现

视网膜中央静脉阻塞是常见的眼底血管疾病。临床心力衰竭、心动过缓、重症心律不齐、颈动脉阻塞及大动脉炎等均可使视网膜中央静脉回流受阻或灌注不足,诱发本病。本病的病

理基础是视网膜中央静脉迂曲扩张,沿受累静脉有出血、水肿、渗出等改变。临床症状主要是视力减退、视物模糊、视野缺损。

视网膜中央静脉阻塞的超声表现:管腔血流速度下降、阻力指数增高。有学者认为在发病3个月内视网膜中央静脉血流速度大于3.0 cm/s,视力可维持原状;小于3.0 cm/s 则视力下降,具有高危险性。所以用多普勒超声检查视网膜中央静脉血流速度,不仅有诊断作用,对预后的判断也有重要价值。

十六、眶海绵窦瘘的超声表现

眶海绵窦瘘又称颈动脉海绵窦瘘(其简要发病机制及分型见颅脑章节)。

超声表现:二维超声可见在视神经和眼上直肌之间出现一圆形无回声区,此无回声区与心脏同步搏动,压迫颈动脉,则该无回声区消失,无回声区为扩张的眼上静脉。另外可见球后脂肪垫扩大,眼外肌肥厚及视神经增宽,均系充血水肿所致。

彩色多普勒超声对诊断眶海绵窦瘘有重要价值,表现为眼上静脉明显扩张,压力增高,出现反向血流,表现为红蓝相间的五彩血流信号。脉冲多普勒频谱显示为在单一连续的静脉血流频谱中嵌入三峰两谷的动脉频谱。检查同侧颈内动脉,所显示的是高血流量、低阻力的血流频谱。

彩色多普勒超声对栓塞治疗时机的选择具有较重要的参考价值,窦瘘发生时间不同,其多普勒频谱表现也不相同。新近发生的瘘,表现为舒张末期血流速度增加,阻力指数、搏动指数均降低。而长期存在的瘘,由于静脉过度的动脉化,导致舒张末期血流速度急骤下降,阻力指数、搏动指数均较高。

在鉴别诊断上,眶尖肿瘤及海绵窦血栓形成在眼上静脉也出现反向的红色血流,但决不会出现眼上静脉动脉化的特征,这一点是眶海绵窦瘘的特异性表现。

十七、其他眼部疾病的超声表现

眼部疾病种类广泛,其中不乏超声检查的适应证。以上所列只是其中的一部分,还有相当一部分,如球壁的巩膜葡萄肿、原发性巩膜炎、脉络膜血管瘤、脉络膜骨瘤、糖尿病视网膜病变;球内容物的玻璃体肿胀、玻璃体星状变性、晶体脱位;眶内的横纹肌肉瘤、神经鞘瘤、神经胶质瘤、脑膜瘤、视盘血管瘤、视乳头黑色素细胞瘤及眼血管的视网膜色素变性、视网膜静脉周围炎等,也适用于超声检查,此处不予深述。

第二节 涎　腺

一、涎腺的分类

涎腺由三对腺体组成,包括腮腺、颌下腺及舌下腺。它们分泌涎液,各有导管通向口腔内。腮腺是涎腺中最大的一对腺体,主要功能及大多数疾病均来自腮腺,故对腮腺将进行详细描述。

二、涎腺的解剖

1. 腮腺的解剖

腮腺位于下颌后窝,咀嚼肌后部皮下,上抵颧弓,下达下颌骨下缘,相当于耳屏水平。形态不规则,大致呈三角形,长 5~6 cm,宽 3~4 cm,厚约 2 cm。腮腺的导管始于腺泡腔,经润管、小叶内导管、叶间导管至总导管,开口于口腔,导管全长 3~6 cm,外径 2~5 mm。其体表投影相当于耳屏至鼻翼根部连线的中点上。穿经腮腺内的有面神经、颈外动脉等。

2. 颌下腺的解剖

起源于下颌舌沟舌下内阜处外胚层上皮,位于颌下三角内,呈椭圆形,现尚无确切大小的资料,一般认为核桃大小,颌下腺导管长约 5 cm,开口舌系带侧方,与腮腺回声相似。面动、静脉位于舌下腺外侧方。

3. 舌下腺的解剖

舌下腺是三对腺体中最小的一对,位于口底黏膜下,舌下腺导管有 20 余条,开口于口底黏膜上。

三、涎腺的检查方法及正常超声表现

1. 检查方法

涎腺检查前无须特殊准备,如毛发或胡须较多干扰超声穿透时,需在查前剔除,体位宜仰卧位,应用 7.5~10 MHz 线阵探头,直接行纵、横、斜切面检查涎腺。

2. 正常超声表现

(1)腮腺:由浅至深部,正常的结构是皮肤,浅筋膜、腮腺组织、深筋膜等,其中并可见一管状结构为腮腺管。腮腺的回声为中强回声,比甲状腺回声稍强,形态呈倒三角形(或称倒金字塔),腮腺正常值,超声尚未确定。偶见腮腺导管,呈强回声管状结构。CDFI 可见颈外动脉位于腮腺后外方,浅层可见下颌后静脉与此平行走行。腮腺组织内,呈散在点状血流信号。

(2)颌下腺:正常情况下,颌下腺位于下颌部,可见一椭圆形结构,与腮腺回声相似。CDFI

可以显示面动、静脉位于后外侧。

(3) 舌下腺：位置较深，左右舌下腺可以连接在一起，呈马蹄形，正常舌下腺超声不易显示，当增大或发生肿瘤时，超声才易发现。

四、涎腺炎的超声表现

(1) 急慢性炎症多发生在腮腺。
(2) 涎腺呈弥漫性肿大，急性时回声减低，慢性时回声增强。
(3) 化脓时边界模糊，导管有时扩张，探头挤压时，有脓性分泌物自导管挤出。
(4) 如有瘢痕形成或钙化，可见强回声斑。
(5) 彩色多普勒血流信号较丰富，呈点状分布。

五、涎石病的超声表现

(1) 涎石病多发生于颌下腺约占涎腺的80%，腮腺占19%，舌下腺仅占1%。
(2) 涎腺内有增强回声点、回声条及回声团，后方可出现声影。
(3) 涎石较大引起导管阻塞时，可形成导管扩张。

六、涎腺良性肥大的超声表现

(1) 涎腺良性肥大主要指非炎症性慢性无痛性肿大，以腮腺多见。
(2) 肿大呈弥漫性，但形态、结构、回声仍正常。
(3) 双侧肿大应与炎症相鉴别，单侧肿大应与肿瘤相鉴别。

七、涎腺囊肿的超声表现

(1) 腮腺囊肿据国外统计占腮腺肿瘤的2%~5%由导管阻塞后引起。
(2) 腮腺内可见一无回声区，呈圆形或椭圆形后方回声增强；彩色多普勒显示内无血流信号。
(3) 舌下腺囊肿是一种潴留性囊肿，多由炎症、结石或外伤后液体潴留所致。

八、涎腺淋巴上皮病的超声表现

(1) 本病属自身免疫性疾病又称米库利奇病和舍古林综合征两种病症。其主要病理变化是涎腺内淋巴组织增生。
(2) 腺体内回声不均匀，内见多个囊性区，呈分隔状。
(3) 本病后期由于纤维化，回声呈强弱不均。

九、涎腺肿瘤的超声表现

1. 良性肿瘤

（1）混合瘤又称多形性腺瘤：肿瘤形态规则、轮廓完整、界限清晰，呈圆形或椭圆形或表面呈分叶状；内部呈均匀低回声区，液化时呈无回声，彩色多普勒见"提篮"样血流。

（2）腺淋巴瘤又称乳头状淋巴囊腺病，主要发生于腮腺。形态尚规则，低回声区或近似无回声。彩色多普勒呈中等血流信号，RI = 0.55～0.8，PSV 血流速度小于 60 cm/s。

2. 恶性肿瘤

（1）黏液表皮样癌：边界不清，不完整，高分化时，病灶多较小，可呈强回声区；如为低分化时，则回声减低，不均，或呈囊实性改变。彩色多普勒呈多血管性，血流较丰富。

（2）腺样囊腺癌约占恶性肿瘤的 17%，常发生在腮腺、颌下腺，以 40 岁以上成人多见。当肿瘤较小时，边界清楚、规则，内部呈均匀性低回声区。呈圆形或椭圆形，继续发展，常侵犯神经，有疼痛并导致面神经麻痹。如涎腺肿瘤发生面瘫，应考虑本病。

（3）恶性混合瘤多由于良性混合瘤发展而来。声像图特点则与良性混合瘤相似，但如有钙化形成或彩色多普勒显示 PSV > 60 cm/s 时，应考虑恶性。

十、涎腺超声诊断的临床意义

目前应用二维超声加上高频探头 7.5～10 MHz 对涎腺进行扫查。对良性与恶性病变，根据边界、大小、内部回声等再结合临床资料决定。国外报道，鉴别良、恶性的准确率达 94%。但单从边界、大小及回声判定，也有人报道仍有 28% 恶性肿瘤有良性特征而难以鉴别。多数学者认为：应用彩色多普勒，对肿瘤内血流丰富程度、分布状况及频谱特点，综合分析对鉴别良恶性肿瘤帮助很大。国内学者认为，PSV > 35 cm/s，作为判断恶性肿瘤，敏感性达 86%，特异性达 94%。国外学者认为，PSV > 60 cm/s 可以排除良性肿瘤。近年来，介入性超声应用于涎腺，当超声不能确定肿瘤性质时，穿刺活检仍然是一项值得应用的方法，它能明确肿瘤的良性或恶性。

第三节　甲状腺

一、甲状腺解剖

甲状腺是人体最大的内分泌腺，位于颈前，距体表 1～1.5 cm 的浅表器官，前缘较薄，后缘较厚，掩盖颈总动脉，且常掩盖甲状旁腺。

甲状腺的构造，有两层包膜，外层较厚，由致密结缔组织和弹力纤维组成；内层很薄为甲状腺固有膜，紧贴甲状腺并伸入腺体内，将其分为许多小叶，每一小叶内含 20～40 个滤泡。

甲状腺可异位生长,常见于颈前正中,上起舌根,下至胸骨柄后方或前上纵隔处。

甲状腺供血极其丰富:动脉有①甲状腺上动脉,发自颈外动脉,分布甲状腺上极前面;②甲状腺下动脉,由锁骨下动脉的甲状颈干发出,由后面进入甲状腺后下缘,分布于甲状腺后面及甲状旁腺;③约10%的人有甲状腺最下动脉,由主动脉弓发出,分布甲状腺下极及峡部。甲状腺静脉常伴随动脉走行。彩色多普勒超声显像可以帮助确定血管走行方向及动、静脉频谱。

二、检查方法及正常超声表现

甲状腺的检查方法无特殊要求,一般采取仰卧位,颈部垫枕头,使头后仰。如病变在颈侧方时,应采用侧卧位以便观察。检查时,应用高频探头7~10 MHz采用纵切、横切及斜切扫查,必要时嘱病人吞咽以观察甲状腺的上下活动范围。

成人甲状腺正常测值,国内外报道很多,大小略有差异,为了初学者掌握及记忆,现综合各家统计资料,提出实用测值如下:甲状腺前后径1~1.5 cm或小于2.0 cm,左右径2~2.5 cm,上下径4~5 cm,峡部厚度小于或等于0.4 cm。甲状腺上动脉的流速是:v_{max} = 20~30 cm/s,v_{min} = 10~15 cm/s,RI = 5.0~6.0,以上为实用值供参考。

成人甲状腺超声特征:皮肤为强回声带,甲状腺横切呈马蹄形或蝶形,有包膜,境界清楚,边缘规则,两侧基本对称,中间由峡部相连,一般呈中等回声(略低于肝脏回声),分布均匀,细弱密集回声点。

三、甲状腺肿大的超声表现

1. 毒性甲状腺肿(甲亢)

甲状腺普遍、对称、均匀性肿大,内部呈中低回声区,分布均匀,有时欠均,一般无结节,彩色多普勒超声显像的血流信号极为丰富,呈"火海"征。

2. 结节性甲状腺肿(结甲)

甲状腺呈不均匀,不对称性增大,内呈多个结节,彩色多普勒超声显像,示血流丰富,有时绕结节而行。结节可以囊性变,一般周边无包膜包绕。

3. 单纯性甲状腺肿

因缺碘代偿性增生所致,呈不同程度对称性,均匀性肿大,常增大3~10倍,内部回声早期正常,病变发展后,滤泡内充满胶质而形成多个无回声区。

四、甲状腺炎的超声表现

1. 急性甲状腺炎

少见,甲状腺肿大,内部为低回声,化脓后呈无回声,常由上呼吸道或血行感染所致。

2. 亚急性甲状腺炎

甲状腺弥漫性中度增大,双侧性有假性囊肿征。内部呈稀疏、均质弱回声点,常有患侧甲状腺与颈前肌之间间隙消失,形成弥漫性粘连。彩色多普勒超声显示血流较丰富或不丰富。该病临床症状明显,如常有咽痛,低烧,上呼吸道感染,局部疼痛及压痛;实验室检查:白细胞上升,血沉快,T_3 及 T_4 增高等。

3. 慢性淋巴性甲状腺炎

本病又称桥本甲状腺炎,甲状腺两叶轻度增大,但峡部增大明显,回声低,分布不均。彩色多普勒超声,血流丰富较常见。临床常见于女性40岁以上,病程长达1~2年,甲状腺肿大变硬,如结合临床,诊断较易。

五、甲状腺肿瘤的超声表现

1. 甲状腺腺瘤

腺瘤呈圆形或椭圆形,边界光滑,包膜完整,内呈低回声多见,囊性变时为无回声或混合回声。彩色多普勒超声显示腺瘤周边声晕处见较丰富的动脉血流信号,呈环状分布。肿瘤所在侧的甲状腺上动脉的峰值流速(PSV)高于健侧。

2. 甲状腺囊肿

单纯性囊肿很少见,而囊腺瘤较多见,由甲状腺腺瘤的囊性变所致,发生率为27.7%~84%,与腺瘤囊性变声像图无区别。

3. 甲状腺癌

(1)癌瘤呈局限性增大,边界不整,形态失常。
(2)内部多呈低回声区。
(3)常见有沙砾样钙化或簇状钙化。
(4)常伴有颈下部淋巴结肿大。
(5)侵犯喉返神经,引起声带麻痹。
(6)彩色多普勒显示癌瘤内血流丰富,呈高速、高阻,可测出动静脉瘘及新生血管形成,癌瘤也可侵犯小血管形成血管内瘤栓。

六、彩色多普勒超声在甲状腺疾病中的应用

"火海"征的意义

当甲状腺疾病中发现血流特别丰富,呈现红、蓝、黄弥漫性,充满于甲状腺内时,表现为五彩缤纷状态。国外用"Inferno"即"火海"征来表示。在毒性甲状腺肿(甲亢)病人中,表现特别明显,故常在"甲亢"时,用"火海"征表现血流丰富的程度。但在甲状腺其他疾病中只要血流非常丰富,也可以表现类似特征,如慢性淋巴性甲状腺炎(桥本病)亦可有此表现。故近年来许多学者认为:"火海"征不是甲亢特征性表现,而是"甲亢"常见的超声表现。

七、甲状腺超声诊断的临床意义

由于高频、高分辨力及彩色多普勒超声的发展,对 2～3 mm 微小病变、内部钙化,血流信号及频谱特点等均能显示,并做出诊断。当前超声探测甲状腺的作用是:
(1)确定颈部肿物是否位于甲状腺内。
(2)确定肿物大小、数目(单发或多发)。
(3)确定肿物的物理性质(囊性或实性)。
(4)判断肿物可能是良性或恶性。
(5)超声引导下穿刺活检进行术前诊断。
(6)部分患者的肿物可行介入硬化剂治疗。
(7)随访治疗效果:如监测手术后是否复发,药物治疗前后的效果等。

第四节 甲状旁腺

一、甲状旁腺解剖

甲状旁腺呈黄褐色圆形或椭圆形,长径 5～6 mm,宽 3～4 mm,厚 1～2 mm。通常位于甲状腺侧叶上、下极的背侧,共两对(4个)。下极甲状旁腺由于重力影响,可异位到颈侧、胸骨上窝,纵隔及胸骨后方。

二、检查方法及正常超声表现

甲状旁腺的检查方法与甲状腺检查相似,请参考甲状腺检查。
正常甲状旁腺,因体积较小,常不易显示。随着高频超声的发展,如能显示,则呈圆形或椭圆形,低回声,常较甲状腺回声略低。其位置在于甲状腺与颈长肌之间;气管与颈总动脉之间。如未发现,它可能较小未显示,也可能异位于胸腔及纵隔内,故在原位未能发现。

三、甲状旁腺增生的超声表现

甲状旁腺增生由于尿毒症、肾功能衰竭引起甲状旁腺增大,呈多个低回声结节。增生引起的甲状旁腺功能亢进占 10%～18%。

四、甲状旁腺肿瘤的超声表现

1. 甲状旁腺腺瘤

在甲状腺背侧(后方)可见圆形、椭圆形、长方形、三角形等低回声肿物,单发、均质,有较薄的包膜。彩色多普勒超声显示,血流信号呈点状及环绕肿瘤。如为下极,常发现甲状腺下动、静脉在甲状腺与腺瘤间走行。可证明腺瘤来自甲状旁腺。甲状旁腺腺瘤引起的甲状旁腺功能亢进占80%,引起血钙、磷代谢障碍。常见的临床表现是:骨关节痛,骨质疏松,多处骨折,X线有典型表现。虽有反复肾结石,但肾功能往往正常,没有尿毒症。

2. 甲状旁腺癌

少见,仅占甲状旁腺功能亢进的1%~2%。声像图:常呈分叶状,实质性低回声,边界不清,不规则,常侵犯包膜,平均直径可达24 mm,易发生钙化,钙化率可达25%。若甲状旁腺肿瘤较大,有钙化斑,后方伴有声影者,可提示甲状旁腺癌。

3. 甲状旁腺囊肿

少见,一般无症状,大小可达10 cm;较大时,可有颈部压迫症状。多数来自腺瘤或腺癌囊性变。

五、甲状旁腺超声诊断的临床意义

多数作者认为:正常甲状旁腺由于体积小、回声与周围组织相似,故目前超声难以显示,但甲状旁腺如果增大,不论是增生或肿瘤,均可以被超声发现。当超声定位及确定数目后,对手术切除病变或肿瘤有一定的帮助,由于甲状旁腺疾病及肿瘤内血流丰富,故彩色多普勒超声显像在诊断与鉴别上起到良好的作用。如甲状旁腺肿瘤周边及内部血流丰富比甲状腺肿瘤明显,同时在下极的甲状旁腺肿瘤,常位于甲状腺下动脉的后方,故来自甲状腺下动脉前方的肿瘤多来自甲状腺,以此血管来鉴别肿瘤来自何处。为了提高甲状旁腺病变的诊断水平,仍应采用核素检查。异位于胸骨后方或上纵隔的病变是超声的盲区,因而不能显示;而核素检查可以避免漏诊。

第五节 乳 腺

一、乳腺解剖

正常成人妇女的乳房内,每侧包含15~20腺叶,每一腺叶又分成许多小叶,每一小叶由10~15个腺泡组成。因此乳腺腺体主要组成内容是:腺泡、小叶及腺叶。

乳腺受内分泌的影响从发育至老年,分成五个阶段,分别为青春期、性成熟期、妊娠期、哺乳期及老年萎缩期。

二、检查方法及正常乳腺的超声表现

1. 检查方法

查前无须要特殊准备。采取仰卧位,病人解开上衣充分暴露乳房,应用 7.5~10 MHz 高频探头,直接放在乳房上进行多切面检查。在无高频探头时,可以用 3.5~5.0 MHz 探头,加一水囊进行间接检查。

2. 正常成人妇女的乳房超声表现

正常乳腺由浅至深部,首先看到皮肤,呈一增强的回声带,厚 2~3 mm,其次为皮下脂肪为弱回声,有时可见三角形增强回声条,为库柏韧带,再往深部为乳腺腺体,包括腺叶、小叶及腺泡,偶见导管。乳腺以外的深部有胸大肌、肋骨及肋间肌属胸壁。从超声断面图显示乳房由浅至深部为皮肤、皮下及腺体三部分。

三、乳腺囊性增生的超声表现

两侧乳房轻度增大,结构紊乱,回声不均,如有囊性扩张,可见其内有大小不等无回声区。诊断本瘤应结合临床典型的症状。如病人乳房胀痛,月经前疼痛加重、肿大,不敢触摸,月经后有缓解,典型症状可以帮助诊断。

四、乳腺炎的超声表现

乳腺炎症区,边界模糊、增厚、欠清。未化脓时回声增强、分布不均。形成脓肿时,呈不均质的多个无回声区。

五、乳腺导管扩张症的超声表现

正常乳腺的导管,在乳头下主导管可以显示,一般小于 0.2 cm,如主导管增粗大于 0.3 cm 时,可考虑导管扩张。在哺乳期亦可发现导管轻度增宽在 0.3~0.4 cm,如无症状,一般无临床意义。当导管增宽,又出现血性分泌物,则应排除导管瘤的可能,还应将分泌物行细胞学检查。

六、乳腺囊肿的超声表现

乳腺内见一单发或多发无回声区,边界光滑、整齐、呈圆形或椭圆形,后方回声增强,呈"蝌蚪尾"征。囊肿呈双侧,多发为其特征。

七、乳腺良性肿瘤的超声表现

1. 乳腺纤维腺瘤

边界光滑、完整；有一层光滑的包膜，内部回声均匀，呈弱回声点。后方回声多增强。

2. 良性叶状囊性肉瘤

本病少见，主要发生在黑人妇女。超声显示为边界清楚、完整、光滑，内为点状回声或为无回声区，后方回声增强，肿物大时可呈分叶状。

3. 导管瘤

乳腺导管扩张，并发现在无回声的导管内有中强回声团呈囊实性回声，则应考虑有导管瘤的存在。主要应做分泌物细胞学检查，以使排除导管癌。

八、乳腺其他良性病变的超声表现

1. 乳腺结核

乳腺结核约占乳腺疾病的1%，属血行传播，原发于肺或肠系膜淋巴结核。病程长，进展慢，早期形成硬结，不易与乳腺癌相鉴别；数月后软化形成脓肿，如脓肿破溃，常经久不愈。超声显示：图像无特异性，早期像肿瘤图像，形成脓肿时，又像囊肿或炎性脓肿，须将图像结合临床才易诊断及鉴别。

2. 皮下脂肪坏死

在有外伤或挤压乳房后，形成乳房皮下脂肪组织液化、坏死，后期有纤维组织增生，有广泛的粘连及瘢痕形成。超声显示：在皮下脂肪层内出现不规则的无回声区，如有粘连形成，则显示不规则的强回声条及斑片状改变，亦可有钙化形成。当超声表现病变位于皮下层而腺体内未见异常时，应考虑本病。

九、乳腺癌的超声表现

1. 乳腺癌的共同特点

(1) 边界不整，呈锯齿状，无包膜。
(2) 内部呈低回声区、分布不均。
(3) 后方常常衰减。
(4) 内部显示微粒样或簇状钙化。
(5) 癌瘤纵径大于横径，即纵横比大于1。
(6) 彩色多普勒超声显示，血流多数丰富，呈高速、高阻现象（RI＞0.7），癌瘤内有穿支动脉血流存在；也可见动静脉瘘现象，彩色多普勒显示为玛塞克(Mosaic)现象。
(7) 同侧腋窝有淋巴结肿大，考虑为淋巴结转移灶。

2. 各类典型乳腺癌特点

(1) 乳头状导管癌超声显示：扩张的导管内出现中低回声团，呈乳头状有蟹足浸润、后方衰减，彩色多普勒显示有血流信号。挤压乳头有分泌物，涂片找到癌细胞。

(2) 髓样癌超声显示：肿物体积较大，常达 4~6 cm，圆球形，界限清楚，后方不衰减。探头挤压时，肿物较软。早期易转移。超声应重点查腋下淋巴结。

(3) 硬癌的超声显示：大多由纤维组织形成条索状及片状，体积小而组织坚硬，故超声显示肿瘤小而后方衰减明显为其特点，同时也有边界不整、内部回声不均等乳腺癌的特点。

十、乳腺超声诊断的临床意义

1. 良恶性病变的鉴别点（表 18-1）

表 18-1 乳腺良、恶性病变鉴别点

	良 性	恶 性
边界	光滑、完整	呈锯齿或蟹足状
内部回声	正常或稍低，但均匀	减低不均
后方	正常或增强	衰减
钙化	无或呈斑片状	微粒或簇状
纵径比横径	<1	>1
血流分级	0~Ⅰ级	Ⅱ~Ⅳ级
血流分布	周边呈点状	内部有穿支或呈玛塞克现象
频谱特点	PSV≤20 cm/s RI<0.6	PSV>30 cm/s RI≥0.7
腋下淋巴结肿大	无	有

2. 乳腺超声与 X 线检查的优缺点

(1) 优点　①无放射性，对年轻妇女或妊娠期检查较为合适。②可鉴别肿物是囊性或实性。③显示病变或肿物位于哪一层次。④X 线显示致密乳房，不能看清内部时，超声不受影响。⑤对腋窝及锁骨上有无肿大淋巴结，超声易查出。

(2) 缺点　①对小于 1 cm 的乳癌，超声容易遗漏。②对乳癌微粒钙化及毛刺样改变，X 线易显示而超声易遗漏。③超声检查者必须具备熟练技巧及丰富的经验，检查比较费时间。④超声不宜做普查或体检，但 X 线可以应用。

3. 彩色多普勒超声的价值

自彩色多普勒超声应用乳腺以来，很多作者应用彩色多普勒超声对乳腺良性及恶性病变进行了深入的研究，归纳起来有三点值得注意：①血流丰富程度及分级，正如 ADLER 将乳腺病变或肿物血流分为四级，良性0级~Ⅰ级为主，而恶性Ⅱ级~Ⅲ级为主，但也有交叉。②血流分布，良性周边为主，呈点状分布，而恶性常有穿支进入内部，常呈红蓝镶嵌称玛塞克现象。③频谱测量，良性 PSV<20 cm/s，而恶性 PSV>30 cm/s，阻力指数（RI），良性 RI<0.6 而恶性 RI≥0.7；在彩色多普勒使用中，还会发现有更多信息。

第六节 阴囊及睾丸

一、阴囊及睾丸解剖

阴囊为一袋状结构,阴囊壁由皮肤、肉膜及肌肉组成,肉膜在阴囊正中线形成阴囊隔,把阴囊分成左右两囊,囊内有睾丸、附睾及精索。

二、检查方法及正常睾丸、附睾的超声表现

检查方法:通常采取仰卧位,暴露阴囊,用高频探头直接检查。站立位,对于隐睾、斜疝及精索静脉曲张时采用此法,便于显示病变。

正常人睾丸为一卵圆形,大小为 4 cm×3 cm×2 cm,周围有一层白膜,内为均质的中等回声。彩色多普勒超声显像为点状血流信号。附睾头为半月形中低回声;附睾尾位于睾丸下极,为中等回声,用高频探头附睾体可以显示。正常情况下,睾丸鞘膜腔内有少量液体。

三、睾丸炎及附睾炎的超声表现

睾丸炎比较少见,因病毒引起或梅毒所致,常因流行性腮腺炎引起(病毒所致超声显示睾丸肿大,中等均质回声)。

附睾炎和附睾结核首先侵犯附睾尾部,内呈中等回声,常不规则;结核常呈低回声肿大,化脓时呈无回声,如显示钙化强回声点或斑块,后方出现声影,附睾结核可能性大。

四、鞘膜积液的超声表现

阴囊内有液体,呈无回声区,睾丸附着于鞘膜囊的一侧,液体三面包绕于睾丸周围,此为睾丸鞘膜积液。液体除包绕睾丸外,还包绕于精索者,称婴儿型鞘膜积液。如仅包绕于精索者称精索鞘膜积液。

五、睾丸及附睾囊肿的超声表现

位于附睾及其周围,发现一无回声区,边界光滑、整齐,内为均质无回声。如抽出为乳白色液体,含有精子者,称为精液囊肿。睾丸囊肿甚为少见,如在睾丸内发现一无回声区,一般病人又无症状,仅在超声检查时偶然发现。如囊肿较小,又无症状,不需要处理。只有当囊肿巨大,有压迫症状时,才考虑穿刺减压。

六、睾丸扭转的超声表现

阴囊内睾丸持续性疼痛,伴有恶心、呕吐。超声显示:睾丸肿大,中等回声,其周围出现少量积液。晚期,睾丸肿大、坏死,内部回声欠均,睾丸周围液体增多。彩色多普勒超声显示睾丸内血流信号消失,为重要指征。

七、精索静脉曲张的超声表现

本病95%发生于左侧精索,用高频探头扫查阴囊根部,正常精索静脉宽度为2 mm或小于2 mm。精索静脉曲张者静脉大于或等于3 mm,静脉数增多,彩色多普勒超声显像发现静脉血流信号增多、丰富。病人立位检查,更易发现。

八、睾丸肿瘤的超声表现

睾丸肿瘤中分原发性与继发性两大类。原发性睾丸肿瘤中又以生殖细胞肿瘤占90%,多数属恶性,常见的有精原细胞瘤几乎占50%,其次有胚胎癌、畸胎癌、混合癌(胚胎癌和畸胎癌)及绒毛膜上皮癌等。原发的非生殖细胞肿瘤非常罕见,来自间叶组织,称良性Leydig细胞瘤。继发性睾丸肿瘤主要为转移癌,常见的有淋巴瘤、白血病,均属非生殖性,仅占睾丸肿瘤的3%。睾丸肿瘤以精原细胞瘤为例,①睾丸呈弥漫性肿大;②肿瘤回声减低,均匀;③边界光滑、规则,晚期多不规则;彩色多普勒超声显示血流信号增加,血管丰富,肿瘤较大时,睾丸肿瘤内血管走行紊乱。胚胎癌常呈混合性回声,兼有减低及增强两种回声,这时由于瘤内有出血、坏死、钙质沉积所形成,有时也见于绒毛膜上皮癌。

九、阴囊及睾丸超声诊断的临床意义

高频、高分辨力超声及彩色多普勒应用于阴囊及睾丸,对发现微小病变及肿瘤、确定部位(如睾丸、附睾、精索以及病变的囊实性等),有较大的价值,对良性及恶性病亦可提示供临床参考。近年来应用彩色多普勒对睾丸肿瘤及囊肿有很好的鉴别意义,特别对外伤或运动后急性阴囊痛的患者早期鉴别是否睾丸扭转、对手术复位、恢复睾丸功能是非常有价值的。但是超声影像诊断是非特异性的,很多病变相类似,良恶性肿瘤图像相似并有交叉而导致误诊或漏诊。因此,必须密切结合临床,综合判断,才能做出比较正确的诊断。

附：

全国大型医用设备使用人员

彩色多普勒技术（CDFI）

考 试 大 纲

国家医学考试中心

说　　明

为更好地贯彻落实卫生部[卫计发(1996)第216号]《关于加强大型医用设备管理工作的通知》精神,中华医学会和国家医学考试中心自1997年开始分别组织对全国大型设备使用人员的培训和专业技术知识统一考试。

为使应试者了解考试范围和答题方法,国家医学考试中心组织有关专家编写了《全国大型医用设备使用人员考试大纲》。这是应试者备考和专家命题的依据。《彩色多普勒技术考试大纲》是根据卫生部[卫计装发(1998)第32号文]的要求,邀请在京部分专家编写的,并经过多次论证审定。考试内容由物理基础与设备操作(20%),超声医学基础(20%),心脏(15%),腹部(15%),妇产科(15%),浅表器官、外周血管及其他(15%)六大部分组成。考试大纲中用黑线标出了重点部分,命题以考试大纲中重点内容为主,试题不超出考试大纲范围。

试题总量为150题,考试时间为180分钟。

考试大纲后附有答题须知、答卷纸填涂样式,请考生详阅。

国家医学考试中心

一九九九年三月

全国大型医用设备使用人员

彩色多普勒技术(CDFI)考试大纲

大纲目录

第一章　超声诊断物理基础 …………(3)
第二章　彩色多普勒基础 ……………(4)
第三章　超声仪器 ……………………(4)
第四章　超声新技术的临床应用 ………(5)
第五章　超声临床诊断基础 …………(5)
第六章　彩色多普勒技术 ……………(6)
第七章　超声造影 ……………………(8)
第八章　心脏解剖与生理 ……………(9)
第九章　正常心脏超声表现 …………(9)
第十章　后天获得性心脏病 …………(10)
第十一章　先天性心脏病 ……………(11)
第十二章　消化系 ……………………(12)
第十三章　泌尿系和男性盆腔 ………(13)
第十四章　腹膜后间隙及大血管、肾上腺………
……………………………………(13)
第十五章　子宫与附件 ………………(14)
第十六章　产科 ………………………(14)
第十七章　头、颈及四肢 ……………(14)
第十八章　浅表器官 …………………(15)

第一章　超声诊断物理基础

第一节　超声波的概念

一、超声波的基本概念
声波的性质:可听声与超声的频率范围。诊断常用的超声频率范围

二、声学基本物理量
波长、频率、声速及三者的关系
三、声场
1. 超声场:又称声束
2. 声场特性:声束形状、近场、远场,主瓣、旁瓣(注:近场、远场易与显示屏上"近区"、"远区"相互混淆)
3. 聚焦与分辨力;聚焦的方法,聚焦声束

第二节　超声的物理特性

一、束射特性(方向性)
1. 大界面:反射、折射(透射)。反射系数。超声的垂直入射与斜入射;大界面回声反射的特点——角度依赖性
2. 小界面:散射体与散射。背向散射(后散射)
二、衰减特性
1. 衰减的概念:声吸收、散射、扩散的总和
2. 不同介质声衰减的显著差别(肺、骨骼、肝、脾、体液)
3. 衰减与距离、频率的关系:衰减系数(单位:dB/(cm.MHz),也有的表示为dB/cm/MHz)
4. 人体衰减吸收的重要因素:水分含量、蛋白(胶原蛋白)含量、钙(骨)
三、超声的分辨力
纵向分辨力、横向分辨力、侧向分辨力
其他:对比分辨力、细微分辨力、实时分辨力
影响分辨力的诸多因素:超声频率、脉冲宽度、声束宽度、聚焦性能、声场以及仪器档次、探头性能等
四、超声的多普勒效应
五、超声的生物学效应
1. 超声剂量概念(声强与作用时间的乘积)。几种声强单位:W/cm^2,或mW/cm^2,

空间峰值时间平均声强 ISPTA，空间峰值脉冲平均声强 ISPPA

2. 超声的生物学作用

人体敏感组织器官(胎胚、眼)

超声生物学作用机制(大剂量)：热效应，空化作用，对于细胞、组织、器官以至染色体的影响

3. 医学超声的应用与功率级别

诊断用超声：功率通常为 mw/cm^2 级。灰阶超声仪的功率范围

理疗用超声：功率为 W/cm^2 级

高强聚焦超声（HIFU）：功率通常为 kW/cm^2 级，常用于破坏肿瘤细胞、碎石

4. 诊断用超声的安全原则和规定

第二章　彩色多普勒基础

第一节　超声多普勒基础

一、多普勒基本概念、血流测量、主要应用、多普勒角度与血流检测关系、连续波多普勒（CW）、脉冲多普勒（PW）、脉冲重复频率（PRF）

二、探头安放角度与血流信息检测的关系

三、多普勒血流频谱分析基础

四、脉冲多普勒局限性、尼奎斯特频率极限、探测深度与速度测量

五、提高脉冲多普勒检测血流速度的方法

第二节　彩色血流显像

一、彩色血流显像的品质评价

二、彩色血流显像原理，运动目标（MTI）原理，彩色血流显示：速度、方向、分散、自相关技术，彩色血流显像临床应用

三、彩色血流显像的局限性　声束入射角的关系　彩色混叠

四、彩色血流显像的几个基本概念：速度标尺、滤波器、常用显示方式

五、彩色多普勒能量图（CDE）　组织多普勒成像（TDI）

第三节　彩超与彩阶

一、彩色基础

二、彩色多普勒血流显像（CDFI）描述要点

三、彩阶——灰阶到彩色变换

第四节　血流动力学基础

一、基本概念：稳流、非稳流、粘滞性、流体阻力、流量、层流、加速度、减速度

二、几何形体对流速剖面的影响：入口效应、出口效应、弯曲血管，湍流流动

三、流体能量与伯努利方程

四、血管弹性与平均动脉压：血管顺应性、平均动脉压

第三章　超声仪器

第一节　超声探头

一、压电换能器：压电效应、多层匹配探头

二、超声探头的种类与临床应用

三、探头频率与振子：宽频探头、高密探头

第二节　实时超声显像原理

一、超声诊断仪的类型

1. 反射型：A 型、B 型、M 型；2. D 型；3. CDFI；4. 三维

二、B 型超声诊断仪的工作原理：电子线性

扫描、电子凸阵扫描、电子扇形扫描

三、超声诊断仪基本结构及信号流程：基本组成部件、数字扫描转换器

四、二维图像基本概念：灰阶、存储容量、成像帧速率、信号动态范围

五、二维图像分辨力

六、监视器

第三节 "彩超"的正确调节使用

一、超声诊断仪主要控制器

二、脉冲波多普勒的调节选择

三、彩色多普勒超声仪基本操作调节要领

第四节 超声诊断仪的一般维护

一、医用电器设备安全注意事项

二、定期检测

第四章 超声新技术的临床应用

第一节 数字化彩超概念与特点

一、波束形成

二、数字式声束聚焦

三、阵元与通道

四、主要特点

五、高分辨力与高速率成像技术：回声信号处理、多参数同步处理

第二节 三维超声显像技术与超声数字化管理

一、三维超声波扫描技术

二、三维超声图像重建

三、三维超声显像临床应用：心脏、腹部、妇产科、血管

四、超声医学图像存储和通信系统：PACS及Dicom3.0

第三节 二次谐波显像

一、声学造影剂与谐波显像技术：要求、作用

二、造影剂谐波成像原理

三、二次谐波成像的几个相关问题：非线性显像、二次谐波接收

四、二次谐波的接收

五、谐波成像可以明显改变图像质量：消除近场伪像干扰、消除近场混响

六、谐波成像的临床应用

第五章 超声临床诊断基础

第一节 人体不同组织和体液回声强度

一、回声强度分级

高（水平）回声、（中）等回声、低（水平）回声、无回声四级

二、一般规律

1. 均质性液体（介质）：无回声（低回声）

2. 非均质性液体（介质）：有回声（echogenic）

3. 引起回声增强的常见原因

4. 人体不同组织回声强度的排列顺序

5. 人体脂肪组织（不同部位）回声的特殊性

第二节 人体不同组织声衰减程度的一般规律

一、组织内含水分愈多,声衰减愈低（后方回声增强）

二、体液中含蛋白质成分或组织中含胶原纤

维和钙质愈多,声衰减愈高(声影)

三、人体不同组织和体液成分衰减程度比较和顺序:

不同的体液、皮下脂肪、肝、脾、肾、肌腱、软骨和骨骼

第三节 声像图基本断面与声像图分析

一、基本断面:纵断面(正中、正中旁)也称矢状断面(长轴断面),横断面(短轴断面),斜断面,冠状断面

二、声像图——超声断层图像分析:皮肤、皮下组织(脂肪)、肌肉组织、腹膜壁层、内脏和器官

三、内脏声像图描述(以肝脏为例):包膜回声、实质内部回声、后方回声(有无衰减)、血管回声、脏器位置及毗邻关系

四、囊肿和实性肿瘤的声像图比较:外形、边界、内部回声、侧边声影、后方声影

五、识别和利用超声伪像(后述)

第四节 超声伪像(伪差)

一、伪像的概念
1. 什么是声像图伪像
2. 伪像的常见性
3. 识别伪像的重要性

二、超声伪像产生的主要原因分类
1. 反射:混响、多次内部混响、回声失落、镜面反射
2. 折射:折射声影、棱镜现象
3. 衰减:衰减声影、后方回声增强
4. 断层厚度(扫描厚度)伪像:部分容积效应伪像:近场、远场(聚焦区外)图像分辨力减低所致伪像
5. 旁瓣效应
6. 声速伪像(实际组织声速与仪器设定的平均软组织平均声速的差别)和超声测量误差
7. 仪器设备:仪器和探头的品质
8. 操作者技术因素:增益、DCG、聚焦调节不当;声像图测量方法不规范

三、彩色多普勒超声成像(CDFI)和频谱图的常见伪像分类及其识别

(一)CDFI伪像分类
1. 有血流,彩色信号减少或缺失
2. 有血流,彩色信号过多
3. 无血流,出现彩色信号
4. 血流方向、速度表达错误

(二)频谱多普勒超声伪像的主要来源、表现
1. 频移(差频)衰减:频率与距离因素
2. 频率滤波调节
3. 脉冲重复频率(PPF)调节与混迭伪像
4. 多普勒取样角度不当
5. 取样容积(取样门)、取样框大小设置不当
6. 多普勒增益过高或过低
7. 运动(呼吸、心搏)所致闪烁伪像
8. 其他:快闪伪像(twinkling artifact)

(三)如何正确调节仪器,减少或改善伪像产生条件

(四)小结

第五节 腹部超声扫查与超声图像方位标识方法

一、被检查者的体位
二、腹部断面扫查解剖标志
三、声像图方位的识别

第六章 彩色多普勒技术

第一节 彩色多普勒技术的种类

一、彩色多普勒血流成像三基色与二次色原

理,能显示血流的方向,血流速度的快慢,血流的种类(动脉、静脉血流),血流的性质(层流、射流、湍流),知道频谱多普勒取样,成像受超声入射角影响,显示的流速超过Nyquist极限时,出现彩色信号混叠

二、彩色多普勒能量图:成像原理,血流成像对超声入射角的相对非依赖性,能显示低流量、低流速的血流,能显示平均速度为零的灌注区血流,显示的信号动态范围广,不出现彩色信号混叠现象,不能显示血流的方向、速度快慢及性质

三、速度能量型彩色多普勒:图像显示特点

第二节　彩色多普勒技术的用途

一、检测血流:检出二维超声不能显示的小血管,鉴别二维超声显示的管道是否有血流,识别动脉与静脉血流,了解血流的起始部位、走向、时相,反映血流的性质如层流、射流,表达血流流速的快慢,引导频谱多普勒的检测取样位置

二、与二维超声、三维超声、M型超声、频谱多普勒并用

三、与超声负荷实验并用:血流速度增快流量增大,彩色多普勒成像的敏感性提高

四、与心腔超声显影、心肌超声造影并用

第三节　彩色多普勒的调节技术

一、彩色图(color map)的选择:心血管系用三色彩图,其他系统用两色彩图

二、滤波(filter)条件选择:高速血流用高通滤波,低速血流用低通滤波

三、速度标尺(scale)选择:根据所检测血流速度高低,选择相匹配的彩色图速度标尺

四、零位基线下移:增大检测的速度范围

五、余辉(persistence):调节余辉增大,使低速低流量血流容易显示

六、选通门(gate):要与血管腔大小匹配,使彩色信号不"溢出"血管外

七、消除彩色信号的闪烁(flash):选择适当的滤波条件和速度标尺(较高的可"切除"呼吸等低速运动的噪音信号),缩小取样框,屏住呼吸

第四节　彩色多普勒的临床应用

一、心血管系

二、腹部及盆腔器官

三、浅表器官

四、外周血管

第五节　频谱多普勒技术的种类

一、脉冲波频谱多普勒

二、连续波频谱多普勒

第六节　频谱多普勒技术的用途

一、速度时间积分及有关参数:v_s、v_m、v_d、VTI_d、VTI_s、PI、RI、S/D、Act、mAv、Dct、mDv

二、确定血流方向

三、判断血流的种类、性质:动脉血流、静脉血流、层流、射流、湍流

四、测量跨瓣压差、心腔和肺动脉压力

第七节　频谱多普勒技术的调节

一、脉冲波、连续波多普勒的选择:高速血流(>3 m/s)选用连续波频谱多普勒,较低速血流选择脉冲波频谱多普勒

二、滤波条件选择

三、速度标尺选择

四、取样容积大小选择

五、探头频率选择
六、防止频谱多普勒信号混叠的方法
七、超声入射角校正

第七章　超声造影

第一节　超声造影原理

一、微气泡是超声造影的反射源:气体压缩系数明显大于固体,在探头发射超声频率、反射源(造影剂)半径、介质物理性质相同条件下,微气泡的截面积最大
二、右心超声造影原理:微气泡较大,从末梢静脉经腔静脉进入右心
三、左心腔及外周血管超声造影原理:微气泡直径小于红细胞直径,从末梢静脉经腔静脉进入右心,又经肺循环进入左心,经左心进入外周循环
四、心肌超声造影原理:微气泡直径小于5 μm,可通过左心进入冠脉在心肌的小分支

第二节　超声造影剂种类

一、含空气超声造影剂
二、含二氧化碳气体超声造影剂
三、含氧气超声造影剂
四、含氟碳气体造影剂
五、糖类为基质的超声造影剂
六、人体白蛋白为基质的超声造影剂
七、脂类为基质的超声造影剂
八、聚合物为基质的超声造影剂

第三节　超声造影检查方法

一、超声造影的注射装置
二、弹丸注射式超声造影方法
三、连续注射式超声造影方法

第四节　增强超声造影效果的技术

一、二次谐波成像技术:造影剂在超声场作用下呈非线性反应,谐振时散射体(造影剂)的散射面积比实际几何面积大4倍,二次谐波时反射回声强度略小于一次谐波(基波)的反射回声,但不接收解剖结构的回声
二、间歇式成像技术:减低超声重复发射频率,微气泡在血流内积累达相当大数量时,再在超声作用下反射成像
三、能量多普勒谐波成像
四、反向脉冲谐波成像
五、与负荷试验合并使用

第五节　超声造影效果的定量评价

一、目测法
二、灰阶强度测定
三、背向散射回声强度的视频测定

第六节　超声造影的临床应用

一、心血管系:观察右向左、左向右分流,瓣膜口反流,确定心腔界限,判断解剖结构属性
二、腹部及盆腔器官:正常及异常血流的检测
三、浅表器官:正常及异常的检测
四、外周血管:动脉血管狭窄、闭塞、血栓形成,静脉血管血栓形成

第七节　心肌超声造影的应用

一、检测心肌缺血区:部位、范围

二、检测心肌梗死区:部位、范围
三、检测心肌梗死的危险区
四、鉴别心肌存活与否:与负荷实验并用
五、评价介入治疗疗效
六、冠脉血流储备测定:用低剂量药物负荷实验,测定基础状态与负荷状态下冠脉血流的超声造影效果,以时间—强度曲线表达,负荷状态与基础状态时曲线下面积的比值为冠脉血流储备

第八章 心脏解剖与生理

第一节 正常心脏解剖

一、正常心脏位置
二、心脏瓣膜
二尖瓣、三尖瓣、主动脉瓣、肺动脉瓣
三、右心房
四、左心房
五、右心室
六、左心室
七、主动脉
八、肺动脉
九、房间隔
十、室间隔

第二节 心动周期

一、等容收缩期
二、快速射血期
三、减慢射血期
四、等容舒张期
五、快速舒张期
六、减慢舒张期
七、心房收缩期

第三节 心脏泵功能

一、心肌收缩与舒张特性
二、心搏出量与心排血量
三、心脏瓣膜的作用

第四节 正常心内压与心内血液循环

一、主动脉压与肺动脉压
二、左心室压与右心室压
三、左心房压与右心房压
四、左心血液循环
五、右心血液循环

第五节 心脏自身血液供应

一、冠状动脉开口位置及形状
二、左冠状动脉主要分支
三、右冠状动脉主要分支
四、冠状动脉在心室壁的分布
五、心肌舒张、收缩与冠脉循环时相特点的关系

第九章 正常心脏超声表现

第一节 正常心脏超声切面图

一、胸骨左缘声窗:长轴切面二维超声心动图(2DE)及彩色多普勒血流现象(CDFI):左室长轴、右室流出道长轴、右室流入道长轴;左室短轴系列切面2DE及CDFI:大动脉短轴水平、二间瓣水平、腱索水平、乳头肌水平;心尖部声窗:心尖部四腔心切面2DE及CDFI、心尖部五腔心切面2DE及CDFI、心尖部二腔心切面2DE及CDFI

二、肋下区声窗:肋下区四心腔切面2DE及CDFI、肋下区右室流出道切面2DE及CDFI、肋下区大动脉短轴切面2DE及CDFI、肋下区心房两腔切面2DE及CDFI

三、胸骨上窝声窗:主动脉弓切面2DE及CDFI、主动脉弓短轴切面2DE及CDFI、上腔静脉长轴切面2DE及CDFI

第二节　正常M型超声心动图

一、主动脉根部波群:主动脉根部曲线、主动脉瓣曲线、左房后壁曲线

二、二尖瓣水平波群:二尖瓣前叶曲线、二尖瓣后叶曲线

三、心室波群:室间隔曲线、左室后壁曲线、左室前后径随心动周期的变化

第三节　心脏正常血流频谱特点

(各瓣膜正常血流频谱分析及主要参数)

一、二尖瓣

二、三尖瓣

三、主动脉瓣

四、肺动脉瓣

五、主动脉

六、腔静脉

七、肺静脉

第四节　心脏功能测定

(方法包括上述各种超声检查技术,可优选应用)

一、心肌收缩功能

二、左心泵功能

三、心肌舒张功能

四、左心整体舒张功能

第十章　后天获得性心脏病

第一节　心脏瓣膜病

心脏瓣膜病为心脏病中常见病,也是超声诊断最佳适应证,需要详细了解其病理学改变,2DE、ME表现及定性,定量诊断根据,血流动力学异常,CDFI特点及多普勒频谱定量分析方法及测值意义等。

一、二尖瓣病变:二尖瓣狭窄、二尖瓣关闭不全,包括:二尖瓣赘生物、二尖瓣脱垂、二尖瓣环钙化

二、主动脉瓣病变:主动脉瓣狭窄、主动脉瓣关闭不全、主动脉瓣脱垂、主动脉瓣穿孔、主动脉瓣撕裂、主动脉瓣赘生物

三、肺动脉瓣病变:肺动脉瓣反流、肺动脉瓣赘生物、肺动脉高压

四、三尖瓣病变:三尖瓣狭窄、三尖瓣反流、三尖瓣赘生物

第二节　冠状动脉粥样硬化性心脏病(简称冠心病)

一、病理学基础:冠状动脉病变、缺血性心肌病变与左室重构,急性与慢性心肌梗死病理

二、超声检查与诊断:冠状动脉2DE表现、冠心病左室重构2DE与CDFI特点、缺血性心肌病变心肌收缩与舒张功能改变特点

三、冠心病合并症:真性室壁瘤病理与超声表现、室间隔穿孔病理于超声表现、假性室壁瘤及室壁瘤破裂病理超声表现、附壁血栓形成超声特点

第三节 心肌病病理改变及超声表现

一、肥厚性心肌病
二、扩张性心肌病
三、限制性心肌病

第四节 心包疾病

一、心包积液：二维超声表现与积液性质分析、心包积液半定量分析
二、缩窄性心包炎超声诊断根据
三、心包肿瘤：良性与恶性肿瘤病理特点、二维超声诊断与鉴别诊断

第五节 心脏肿瘤

一、病理学基础（包括性质、分类、部位）
二、超声诊断：鉴别心腔内与心肌与心外肿瘤特点、确定心腔内具体部位与附着关系、分析良性与恶性、心内黏液瘤超声心动图表现、心肌横纹肌瘤的超声心动图特点

第十一章 先天性心脏病

第一节 先天性心脏病（左向右分流）

一、房间隔缺损：病理解剖学改变及血流动力学异常、不同部位房间隔缺损 2DE 特点、房水平分流 CDFI 表现、房水平分流多普勒频谱分析
二、室间隔缺损：病理解剖学改变及血流动力学异常、不同部位室间隔缺损 2DE 特点、室水平分析 CDFI 表现、室水平分流多普勒频谱分析
三、动脉导管未闭
病理解剖学改变及血流动力学异常、动脉导管未闭 2DE 特点、动脉导管左向右分流的 CDFI 特点、动脉导管左向右分流的多普勒频谱分析
四、主动脉窦瘤破裂主要超声表现
五、冠状动脉瘘主要超声表现
六、永存动脉干主要超声表现
七、主动脉-肺动脉间隔缺损主要超声表现

第二节 先天性心脏病合并肺动脉高压

一、瓣膜反流计算肺动脉压法
二、根据异常分流计算肺动脉压法
三、肺动脉高压的肺动脉血流频谱的主要特点

第三节 先天性瓣膜病

一、三尖瓣下移畸形
二、三尖瓣闭锁
三、肺动脉瓣狭窄
四、肺动脉瓣下狭窄
五、主动脉瓣狭窄
六、主动脉瓣下狭窄
七、左侧三房心

第四节 先天性大血管疾病

一、马凡综合征
二、主动脉缩窄
三、主动脉弓离断
四、完全性肺静脉畸形引流
五、冠状动脉异常起源

第五节 先天性心脏病复杂畸形

一、法洛四联症

二、心内膜垫缺损
三、大动脉转位:完全型大动脉转位、矫正型大动脉转位
四、右室双出口
五、单心室

第六节　心脏位置异常

一、镜面右位心
二、单发右位心
三、单发左位心
四、胸外心脏

第十二章　消化系

第一节　肝　脏

一、肝脏解剖:分叶分段、肝静脉、门静脉及肝内胆系解剖
二、检查方法及正常肝脏的超声表现
三、肝脏弥漫性病变:急性病毒性肝炎、肝硬化、血吸虫病肝脏、脂肪肝的超声表现
四、肝脏含液性病变:肝囊肿、多囊肝、肝脓肿及肝包虫病的病理特征及超声表现
五、肝脏良性实性占位病变:肝血管瘤、肝腺瘤、肝脏局灶性结节性增生、炎性假瘤的病理特征及超声表现
六、肝脏恶性肿瘤:原发性肝癌、继发性肝癌的超声表现;小肝癌的超声特征及其病理基础

第二节　胆道系

一、胆道系解剖:肝外胆管及胆囊解剖
二、检查方法及正常肝外胆系超声表现
三、胆系结石:胆囊结石、肝外胆管结石及肝内胆管结石超声表现
四、胆系炎症:急性胆囊炎、慢性胆囊炎病理基础及超声表现
五、胆系肿瘤胆囊癌及肝外胆管癌的声像图分型及特征
六、胆囊息肉样病变的病理基础及超声表现
七、胆道蛔虫病的超声表现
八、梗阻性黄疸的超声表现

第三节　脾　脏

一、脾脏解剖
二、检查方法、正常脾脏超声表现及正常值
三、超声对脾脏肿大的诊断
四、副脾的超声表现
五、脾血管瘤、恶性淋巴瘤的超声表现
六、脾破裂的超声诊断

第四节　胰　腺

一、胰腺解剖:胰腺、胰管及其周围大血管解剖
二、检查方法、正常胰腺的超声表现及正常值
三、急性、慢性胰腺炎的病理基础及超声表现
四、胰腺囊性占位性病变:囊肿、囊腺瘤、胰腺假性囊肿
五、胰腺胰岛素瘤、无功能性胰岛细胞瘤的超声表现
六、胰腺恶性肿瘤:胰腺癌及壶腺癌的超声表现

第五节　胃　肠

一、解剖:位置,形态、结构;胃肠管壁组织学层次特点
二、检查方法与正常胃肠超声表现:超声检查

方法,超声检查的准备,胃肠充盈检查意义; 正常声像图;正常胃壁;常见胃肠病理征象

三、胃、肠癌超声基本表现,病理形态超声分型,常见肿瘤转移超声征象;胃黏膜下肿瘤超声表现和超声鉴别诊断;胃肠恶性淋巴瘤超声表现;肠套叠;急性阑尾炎超声表现;肠梗阻超声表现;胃穿孔超声表现

第十三章　泌尿系和男性盆腔

第一节　肾　脏

一、肾脏局部解剖
二、超声检查方法:检查前准备,仪器与调节,正常超声切面
三、正常肾脏声像图特点,超声测量和正常值
四、先天性肾发育异常超声诊断和鉴别诊断
五、肾积水基本声像图特点
六、肾囊肿超声表现和超声鉴别诊断
七、常见肾肿瘤声像图及彩色多普勒超声表现,超声鉴别诊断
八、肾周围血肿超声表现
九、常见肾感染和弥漫性疾病的超声诊断原则
十、肾结石超声表现
十一、移植肾、无功能肾、肾功能衰竭灰阶超声表现。彩色多普勒超声诊断
十二、肾动脉疾病彩色多普勒超声诊断

第二节　输尿管

一、输尿管解剖
二、检查方法及正常输尿管超声表现
三、输尿管结石、积水及肿瘤的声像图特点

第三节　膀胱及尿道

一、膀胱及尿道解剖
二、检查方法及正常超声表现
三、膀胱肿瘤超声表现,彩色多普勒超声诊断
四、膀胱结石、异物和血块的超声诊断和鉴别诊断

第四节　前列腺和精囊

一、前列腺及精囊解剖
二、正常前列腺和精囊超声表现
三、前列腺增生症超声表现
四、前列腺癌超声诊断原则
五、其他前列腺疾病超声表现
六、常见精囊疾病的超声表现

第十四章　腹膜后间隙及大血管、肾上腺

第一节　局部解剖

一、腹膜后间隙解剖
二、腹膜后大血管及其主要分支或附属分支

第二节　常规超声检查

一、超声检查技术
二、膜后肿物的定位
三、Doppler 超声检查

第三节　腹膜后疾病

一、囊液性占位性病变超声表现和超声鉴别诊断
二、腹膜后脓肿和血肿的超声鉴别诊断
三、淋巴管囊肿超声表现
四、畸胎瘤基本病理形态结构特点和超声表

现
五、腹膜后淋巴结肿大超声表现和超声鉴别诊断
六、腹膜后常见肿瘤的声像图特点和超声诊断。腹主动脉瘤基本超声表现；夹层动脉瘤的超声诊断原则

第四节 肾上腺

一、肾上腺解剖
二、检查方法及正常肾上腺超声表现
三、肾上腺皮质腺瘤及腺癌的超声表现
四、嗜铬细胞瘤的超声表现和超声诊断

第十五章 子宫与附件

第一节 子 宫

一、子宫解剖
二、检查方法
三、子宫畸形分类
四、子宫肌瘤病理特点、声像图表现与多普勒超声特征
五、子宫肌腺症
六、子宫腔内良性病变声像图表现与鉴别诊断
七、子宫内膜癌声像图与多普勒超声检测

第二节 卵 巢

一、卵巢解剖
二、检查方法及正常卵巢超声表现
三、卵巢子宫内膜异位囊肿
四、卵巢非赘生性囊肿临床表现、声像图特征
五、卵巢良性肿瘤

六、卵巢恶性肿瘤病理特点、声像图特征与多普勒超声检测

第三节 盆 腔

一、盆腔生殖器炎症
二、盆腔静脉曲张症

第十六章 产 科

第一节 正常妊娠的超声诊断

一、早孕的诊断及测量
二、胎儿发育与标准测量

第二节 异常妊娠的超声诊断

一、流产
二、异位妊娠临床表现、声像图特点与鉴别诊断
三、多胎妊娠
四、过期妊娠
五、胎儿宫内生长迟缓
六、胎儿畸形：神经管畸形；心血管畸形；消化道畸形；泌尿系畸形；腹壁异常
七、羊膜疾病
八、胎盘与脐带异常：前置胎盘；胎盘出血；胎盘绒毛膜血管瘤；脐带绕颈；羊水异常
九、滋养细胞疾病：葡萄胎；恶性葡萄胎与绒毛膜癌彩色与频谱多普勒超声特征

第十七章 头、颈及四肢

第一节 颅 脑

一、颅脑解剖

二、检查方法
三、正常颅脑的超声表现
四、颅内动脉闭塞性疾病的超声表现
五、脑动、静脉畸形的超声表现
六、颈内动脉海绵窦瘘的超声表现
七、椎-基底动脉供血不足的超声表现
八、颅内占位病变的超声表现

第二节　颈部血管

一、颈部血管解剖
二、检查方法
三、正常颈部血管的超声表现
四、颈动脉硬化性闭塞症的超声表现
五、头臂型大动脉炎的超声表现
六、颈动脉扭曲的超声表现
七、颈动脉夹层动脉瘤的超声表现
八、颈动脉体瘤的超声表现
九、椎动脉闭塞性疾病的超声表现
十、锁骨下动脉盗血综合征的超声表现
十一、颈部静脉血栓的超声表现

第三节　骨骼、关节、软组织

一、骨骼、关节、软组织解剖
二、检查方法
三、骨骼、关节、软组织的正常超声表现
四、骨软骨瘤的超声表现
五、骨巨细胞瘤的超声表现
六、成骨肉瘤的超声表现
七、软骨肉瘤的超声表现
八、骨纤维肉瘤的超声表现
九、转移性骨肿瘤的超声表现
十、软组织肿瘤的超声表现
十一、骨骼、关节、软组织囊肿性疾病的超声表现
十二、骨髓炎的超声表现

十三、半月板损伤的超声表现
十四、腰椎间盘脱出的超声表现
十五、软组织异物的超声表现
十六、软组织损伤的超声表现

第四节　四肢血管

一、四肢血管解剖
二、检查方法
三、正常四肢血管的超声表现
四、四肢动脉硬化性闭塞症的超声表现
五、锁骨下动脉盗血综合征的超声表现
六、肢体动脉瘤的超声表现
七、肢体静脉血栓的超声表现
八、下肢深静脉瓣功能不全的超声表现
九、肢体动静脉瘘的超声表现
十、血栓闭塞性脉管炎的超声表现

第十八章　浅表器官

第一节　眼　部

一、眼部解剖
二、检查方法
三、正常眼部超声表现
四、脉络膜脱离的超声表现
五、脉络膜黑色素瘤的超声表现
六、视网膜脱离的超声表现
七、视网膜母细胞瘤的超声表现
八、玻璃体出血的超声表现
九、玻璃体后脱离的超声表现
十、眶内海绵状血管瘤的超声表现
十一、眶内炎性假瘤的超声表现
十二、泪腺混合瘤的超声表现
十三、球内及眶内异物的超声表现
十四、视网膜中央动脉阻塞的超声表现

十五、视网膜中央静脉阻塞的超声表现

十六、眶海绵窦瘘的超声表现

十七、其他眼部疾病的超声表现

第二节 涎腺

一、涎腺的分类:腮腺,颌下腺及舌下腺

二、涎腺的解剖

三、涎腺的检查方法及正常超声表现

四、涎腺炎的超声表现:急性,慢性

五、涎石病的超声表现

六、涎腺良性肥大的超声表现

七、涎腺囊肿的超声表现

八、涎腺淋巴上皮病的超声表现

九、涎腺肿瘤的超声表现(良性:混合瘤,腺淋巴瘤;恶性:黏液表皮样癌,腺囊腺癌,恶性混合瘤

十、涎腺超声诊断的临床意义

第三节 甲状腺

一、甲状腺解剖

二、检查方法及正常超声表现

三、甲状腺肿大的超声表现:毒性甲状腺肿,结节性甲状腺肿,单纯性甲状腺肿

四、甲状腺炎的超声表现:急性甲状腺炎,亚急性甲状腺炎,慢性淋巴性甲状腺炎

五、甲状腺肿瘤的超声表现:甲状腺腺瘤,甲状腺囊肿,甲状腺癌

六、CDFI 在甲状腺疾病中的应用:火海征的意义

七、甲状腺超声诊断的临床意义

第四节 甲状旁腺

一、甲状旁腺解剖

二、检查方法及正常超声表现

三、甲状旁腺增生的超声表现

四、甲状旁腺肿瘤的超声表现:(甲状旁腺腺瘤,甲状旁腺癌甲状旁腺囊肿)

五、甲状旁腺超声诊断的临床意义等

第五节 乳 腺

一、乳腺解剖

二、检查方法及正常乳腺的超声表现

三、乳腺囊性增生的超声表现

四、乳腺炎的超声表现

五、乳腺导管扩张症的超声表现

六、乳腺囊肿的超声表现

七、乳腺良性肿瘤的超声表现:纤维腺瘤,良性叶状囊性肉瘤,导管瘤

八、乳腺其他良性病变的超声表现:乳腺结核,皮下脂肪坏死

九、乳腺癌的超声表现:乳腺癌共同特点;各类典型乳腺癌特点(乳头状导管癌,髓样癌,硬癌)

十、乳腺超声诊断的临床意义

第六节 阴囊及睾丸

一、阴囊及睾丸解剖

二、检查方法及正常超声表现

三、睾丸炎及附睾炎的超声表现

四、鞘膜积液的超声表现

五、睾丸及附睾囊肿的超声表现

六、睾丸扭转的超声表现

七、精索静脉曲张的超声表现

八、睾丸肿瘤的超声表现

九、阴囊及睾丸超声诊断的临床意义

答 题 须 知

全部试题均为最佳选择题(从五个备选答案中选择一个最佳答案)。答题使用国家医学考试中心标准答题卡。答题时须遵循如下要求：

一、考生只能用2B铅笔填涂答题卡,用软橡皮涂改需修改的铅笔印记。严禁使用其他书写工具。

二、所有试题均须在答题卡上作答,试卷上或其他纸张上的作答无效;答题时不要卷折、弄皱、弄破答题卡;不要在答题卡的正面和背面作任何标记,否则答题无效。

三、考试开始后,每位考生在拿到试卷的同时得到一张标准答题卡。

首先在标准答题卡的左上方填写姓名、工作单位;然后认真阅读答题卡"注意事项"栏;仔细填涂准考证号,准考证号由左向右填涂,先在上面的小方框内填写考号号码,一个小方框内填一个数字,共十位;接着按照考号将下面对应的信息点选项(带有数字的小横长方框)涂黑。

四、答题开始后,认真阅读试题,找出正确答题,在标准答案卡上找到相应的题号,涂黑所选答案的信息点(带有字母的小横长方框);每题只能涂黑一个选项,多涂、漏涂、错位均不得分。

五、所选择的信息点选项都要涂黑、涂满,不规范或错误填涂造成的后果由考生自负。

六、监考人员负责填涂缺考或作弊准考证号和考场记录。

七、考试结束前,再次核对答题卡上准考证号的填涂是否与准考证相符。

国家医学考试中心标准答题卡

姓名_____

工作单位_____

1. 请考生认真阅读注意事项,仔细填涂准考证号
2. 请监考人员填涂缺考或作弊者的准考证号和考场记录

准考证号: [0]-[9] 各列

考场记录: 缺考 □ 作弊 □ 此栏由监考人员填涂

注意事项
请用 2B 铅笔填涂   修改时请用橡皮擦干净
正确填涂 ■   错误填涂 ✓ ✗ ○ ●

1[A][B][C][D][E]	31[A][B][C][D][E]	61[A][B][C][D][E]	91[A][B][C][D][E]	121[A][B][C][D][E]
2[A][B][C][D][E]	32[A][B][C][D][E]	62[A][B][C][D][E]	92[A][B][C][D][E]	122[A][B][C][D][E]
3[A][B][C][D][E]	33[A][B][C][D][E]	63[A][B][C][D][E]	93[A][B][C][D][E]	123[A][B][C][D][E]
4[A][B][C][D][E]	34[A][B][C][D][E]	64[A][B][C][D][E]	94[A][B][C][D][E]	124[A][B][C][D][E]
5[A][B][C][D][E]	35[A][B][C][D][E]	65[A][B][C][D][E]	95[A][B][C][D][E]	125[A][B][C][D][E]
6[A][B][C][D][E]	36[A][B][C][D][E]	66[A][B][C][D][E]	96[A][B][C][D][E]	126[A][B][C][D][E]
7[A][B][C][D][E]	37[A][B][C][D][E]	67[A][B][C][D][E]	97[A][B][C][D][E]	127[A][B][C][D][E]
8[A][B][C][D][E]	38[A][B][C][D][E]	68[A][B][C][D][E]	98[A][B][C][D][E]	128[A][B][C][D][E]
9[A][B][C][D][E]	39[A][B][C][D][E]	69[A][B][C][D][E]	99[A][B][C][D][E]	129[A][B][C][D][E]
10[A][B][C][D][E]	40[A][B][C][D][E]	70[A][B][C][D][E]	100[A][B][C][D][E]	130[A][B][C][D][E]
11[A][B][C][D][E]	41[A][B][C][D][E]	71[A][B][C][D][E]	101[A][B][C][D][E]	131[A][B][C][D][E]
12[A][B][C][D][E]	42[A][B][C][D][E]	72[A][B][C][D][E]	102[A][B][C][D][E]	132[A][B][C][D][E]
13[A][B][C][D][E]	43[A][B][C][D][E]	73[A][B][C][D][E]	103[A][B][C][D][E]	133[A][B][C][D][E]
14[A][B][C][D][E]	44[A][B][C][D][E]	74[A][B][C][D][E]	104[A][B][C][D][E]	134[A][B][C][D][E]
15[A][B][C][D][E]	45[A][B][C][D][E]	75[A][B][C][D][E]	105[A][B][C][D][E]	135[A][B][C][D][E]
16[A][B][C][D][E]	46[A][B][C][D][E]	76[A][B][C][D][E]	106[A][B][C][D][E]	136[A][B][C][D][E]
17[A][B][C][D][E]	47[A][B][C][D][E]	77[A][B][C][D][E]	107[A][B][C][D][E]	137[A][B][C][D][E]
18[A][B][C][D][E]	48[A][B][C][D][E]	78[A][B][C][D][E]	108[A][B][C][D][E]	138[A][B][C][D][E]
19[A][B][C][D][E]	49[A][B][C][D][E]	79[A][B][C][D][E]	109[A][B][C][D][E]	139[A][B][C][D][E]
20[A][B][C][D][E]	50[A][B][C][D][E]	80[A][B][C][D][E]	110[A][B][C][D][E]	140[A][B][C][D][E]
21[A][B][C][D][E]	51[A][B][C][D][E]	81[A][B][C][D][E]	111[A][B][C][D][E]	141[A][B][C][D][E]
22[A][B][C][D][E]	52[A][B][C][D][E]	82[A][B][C][D][E]	112[A][B][C][D][E]	142[A][B][C][D][E]
23[A][B][C][D][E]	53[A][B][C][D][E]	83[A][B][C][D][E]	113[A][B][C][D][E]	143[A][B][C][D][E]
24[A][B][C][D][E]	54[A][B][C][D][E]	84[A][B][C][D][E]	114[A][B][C][D][E]	144[A][B][C][D][E]
25[A][B][C][D][E]	55[A][B][C][D][E]	85[A][B][C][D][E]	115[A][B][C][D][E]	145[A][B][C][D][E]
26[A][B][C][D][E]	56[A][B][C][D][E]	86[A][B][C][D][E]	116[A][B][C][D][E]	146[A][B][C][D][E]
27[A][B][C][D][E]	57[A][B][C][D][E]	87[A][B][C][D][E]	117[A][B][C][D][E]	147[A][B][C][D][E]
28[A][B][C][D][E]	58[A][B][C][D][E]	88[A][B][C][D][E]	118[A][B][C][D][E]	148[A][B][C][D][E]
29[A][B][C][D][E]	59[A][B][C][D][E]	89[A][B][C][D][E]	119[A][B][C][D][E]	149[A][B][C][D][E]
30[A][B][C][D][E]	60[A][B][C][D][E]	90[A][B][C][D][E]	120[A][B][C][D][E]	150[A][B][C][D][E]

请勿折皱   国家医学考试中心制